Damaris Grinninger

Die Wirkung des Fremden in der Physiotherapie

Bibliografische Information der Deutschen Nationalbibliothek:

Bibliografische Information der Deutschen Nationalbibliothek: Die Deutsche Bibliothek verzeichnet diese Publikation in der Deutschen Nationalbibliografie; detaillierte bibliografische Daten sind im Internet über http://dnb.d-nb.de/ abrufbar.

Copyright © 2015 Diplomica Verlag GmbH
Druck und Bindung: Books on Demand GmbH, Norderstedt Germany
ISBN: 978-3-95636-969-8

http://www.diplom.de/ ...mden-in-der-physiotherapie

Damaris Grinninger

Die Wirkung des Fremden in der Physiotherapie

Inhaltsverzeichnis

1 Einleitung

Die Phänomene Fremdheit und Angst sind altbekannte Themen und beeinflussen den Menschen auf unterschiedliche Art und Weise, somit auch die Physiotherapie.

Die Fremdheit ist eine vielschichtige Thematik, die in unterschiedlichen Teilbereichen der Wissenschaften betrachtet wurde bzw. wird; vor allem in der Philosophie, Psychologie und Psychiatrie. Die vorliegenden Desiderate zeigen, dass Fremdheit mit der Sprache beginnt, uns beunruhigen kann, aber auch den Stellenwert einer Erfahrung beinhaltet. Patienten werden in der Physiotherapie mit Fremdheitsgut konfrontiert und erhalten somit eine eigene Gewichtigkeit; *Der Patient als Fremder* (vgl. Kap. 3.7).

Die Angst, als zweiter Schwerpunkt dieser Arbeit, ist ein seit Langem bekanntes Thema, welches seit Anbeginn der Menschheit zum Leben gehört und ein Merkmal erlebter Fremdheit sein kann. Die verschiedenen Gebiete wie Magie, Religion, Philosophie und Wissenschaft (vor allem die Psychologie) haben sich verstärkt mit dieser Materie auseinandergesetzt, versucht sie verständlicher darzustellen und verschiedene Bewältigungsstrategien zu entwickeln. Auch die Desiderate von Angst zeigen, welche wichtigen Funktionen die Angst hat, wie sie entsteht, welche Angstarten es gibt und wie sie bewältigt werden können.

Die mannigfaltigen Gegebenheiten, Fremdheit und Angst wurden in Bezug auf die Physiotherapie noch nicht thematisiert und sollen in der vorliegenden Bachelorarbeit theoretisch betrachtet werden. Zusätzlich wird ein Fallbeispiel verwendet, was in den folgenden Passus immer wieder aufgegriffen wird, um dieses vielfältige Thema anschaulicher darzustellen.

1.1 Der Fall Frau X

Ein wichtiger Faktor für das folgende Fallbeispiel ist der **psychische Hospitalismus** (bei Kindern) bzw. **Deprivation** (bei Erwachsenen) dies finden wir häufig im Zusammenhang mit Patienten die sich einem langen Krankenhausaufenthalt unterziehen müssen.

Der Begriff Deprivation leitet sich aus dem lat. von *deprivare* für *berauben* ab.

Der Hospitalismus/die Deprivation umschreibt die physischen und psychischen Beeinträchtigungen, die durch einen langen Krankenhaus-, Heimaufenthalt oder durch

Inhaftierung entstehen. Dieser wird häufig bei Säuglingen und Kleinkindern aber auch bei erwachsenen Patienten (meist Langzeitpatienten oder Menschen, die in einem Heim leben) beobachtet.[1]

Die **physische Deprivation** drückt sich in körperlichen Schädigungen aus die während eines Krankenhaus- oder Heimaufenthaltes entstanden sind, z.B. Nosokomialinfektionen mit multiresistenten Krankenhauskeimen oder typische Schädigungen wie einen Dekubitus durch falsche Lagerung.

Beachtlicher ist die **psychische Deprivation;** die durch fehlende emotionale Zuwendung und fehlende soziale Kontakte entsteht.

„Die psychische Deprivation ist ein Zustand des Organismus, der als Folge solcher Lebenssituationen entsteht, in denen dem Subjekt nicht in ausreichendem Maße und für genügend lange Zeit die Möglichkeit zur Befriedigung seiner grundlegenden psychischen Bedürfnisse gegeben ist."[2]

Unterschieden wird zwischen:

- **Emotionaler bzw. affektiver Deprivation:** ungenügende Befriedigung von emotionalen Bedürfnissen
- **Sensorischer Deprivation:** Mangel an Sinnesreizen (hören, sehen, fühlen, riechen)
- **Sozialer Deprivation:** Bezugspersonen und emotionale Nähe fehlen
- **Kognitiver Deprivation:** Fehlen von Reizen, die Wahrnehmung, Aufmerksamkeit, Kreativität, Orientierung und Vorstellungskraft beanspruchen.[3]

Fallbeispiel

Das Krankheitsbild im folgenden Fallbeispiel ist eine **bakterielle Endokarditis** (=eine Entzündung der Herzinnenhaut die durch Bakterien ausgelöst wurde). Diese Erkrankung führt unbehandelt relativ schnell zum Tod, doch mit einer entsprechenden Behandlung ist eine Heilung dieser Entzündung nicht ausgeschlossen; Rezidiven sind häufig zu beobachten. Ein erhöhtes Risiko für den Erwerb einer Endokarditis haben Patienten mit einem angeborenen oder erworbenen Herzfehler. Die Klappen des rechten Herzens sind selten betroffen und wird meist nur bei drogenabhängigen Patienten beobachtet. Pilzerkrankungen können bei immungeschwächten Personen auch eine Ursache sein. Die Mitralklappe ist am häufigsten betroffen.

---

[1] Vgl. http://www.onmeda.de/pflege/hospitalismus.html.
[2] Langmeier, Psychische Deprivation im Kindesalter, 1977, S. 12.
[3] Vgl. Langmeier, Psychische Deprivation im Kindesalter, 1977, S. 9.

Häufige Symptome sind:

- intermittierendes Fieber (ca. 90%)
- allgemeine Symptome (körperliche Schwäche, Appetitlosigkeit, Gewichtsverlust)
- kardiale Symptome (Herzrhythmusstörungen, Herzinsuffizienzzeichen, unspezifische EKG-Zeichen)
- Milzvergrößerung
- Nierenbeteiligung (Hämaturie, Proteinurie)

Komplikationen:

- Ausreißen von Herzklappen mit einer Herzklappeninsuffizienz, Abszessbildung im Klappenbereich
- thrombotische Vegetationen (können in Blutkreislauf geraten → Thrombus → Apoplex, Lungen- oder Nierenembolie und evtl. andere Organe)
- Verschleppung der Keime in andere Organe (evtl. Abszessbildung)
- evtl. Sepsis (durch *giftbildende* Bakterien → Organausfall mit Nieren- und Lungenversagen) → größte Befürchtung einer Endokarditis

Diagnostik:

- EKG (Echo-Kardio-Gramm)
- Untersuchung von Blutkulturen
- andere bildgebende Verfahren (z.B. Ultraschall)
- Nachweis von Herzklappenveränderungen, neu aufgetretenen thrombotischen Vegetationen und/oder Keimen in der Blutkultur → sind zwar sichere Zeichen, allerdings schwer zu erbringen

Therapie:

- Breitbandantibiotikum (intra venös mehrere Wochen, danach orale Einnahme)
- Immunsuppressiva (Arzneimittel zur Unterdrückung des Immunsystems)
- Antimykotika (Arzneimittel zur Behandlung von Pilzkrankheiten)
- evtl. OP → Herzklappenersatz und/oder Entfernung von streuenden Entzündungsherden
- Intensivstation (mit strenger Bettruhe) → Normalstation (mit aufgelockerter, später aufgehobener (ohne dann mit Treppensteigen) Bettruhe)
- Krankenhausaufenthalt ca. 5-8 Wochen
- Prophylaxe (langjährige Penicillineinnahme)

Prognose:

- immer abhängig von Erreger, Verlauf und Komplikationen
- Letalität beträgt ca. 30%
- Häufig schwere Klappenschäden, die operativ versorgt werden müssen

Patienteninformation:

- Patienten müssen bei besonderen Risiken (z.B. endoskopischer Eingriff, Operation) vorbeugend Antibiotikum erhalten (*harmlose* Bakteriämie kann zu Rezidiven führen) → Endokarditisprophylaxe[4]

<u>Patientenbeschreibung</u>

Allgemeine Daten:

Frau X ist 62 Jahre alt und eine Migrantin aus dem Nahen Osten. Sie lebt seit knapp 30 Jahren mit ihrem Mann und drei Kindern (alle erwachsen) in Deutschland und hat sich nur bedingt integriert. Ihrer Religion, dem Islam geht sie nach; die Muttersprache ist arabisch und die Zweitsprache Deutsch, in der sie die Grundkenntnisse beherrscht.

Anamnese:

Beruf:	Hausfrau (keinen Beruf erlernt)
Hobbys:	basteln, malen, lesen, singen, Frauengruppe (in der Moschee, einmal pro Woche)
Konstitution:	1,60 m, 55 kg, BMI von 21,5 (*Normalgewicht*)
Compliance:	wenig Krankheitsverständnis (wahrscheinlich durch sprachliche Defizite), ängstlich, schüchtern, nervös, aufgeregt, besorgt, unsicher gegenüber der Therapie, dem Ablauf im Krankhaus und dem Personal
Bewusstseinslage:	vierfach orientiert (zeitlich, örtlich, personell und situativ)
Vergangenheitsanamnese:	Angeborener Herzfehler (wurde bei ihr erst im Alter von 35 Jahren festgestellt, als sie in Deutschland bei ihrem Hausarzt eine Routineuntersuchung hatte)

---

[4] Vgl. Menche, Innere Medizin, 2005, S. 85ff.

Gegenwartsanamnese:	Intermittierendes Fieber, allgemeine und kardiale Symptome → daraufhin Krankenhaus (Intensivstation), dort wurde durch mehrere Untersuchungen eine Endokarditis diagnostiziert → seit zwei Tagen im Krankenhaus, voraussichtlich für 5-8 Wochen
Verordnung/Therapie:	Breitbandantibiotikum, strenge Bettruhe (gilt für den Zeitraum auf der Intensivstation, dann folgt eine neue Verordnung)
Physiotherapieverordnung:	Thrombose-, Pneumonieprophylaxe, körperliche und seelische Entspannung (gilt für den Zeitraum auf der Intensivstation, dann folgt eine neue Physiotherapieverordnung)

Physiotherapeutische Maßnahmen dürfen bei strenger Bettruhe keine Steigerung der Herz- und Atemfrequenz bewirken; Kontrolle muss über den Monitor erfolgen. Patienten fühlen sich meist unterfordert, deswegen bedarf es einer genauen Aufklärung über den Verlauf der Erkrankung und den weiteren Therapiemaßnahmen.

<u>ICF – International Classification of Funktioning, Disability and Health (zu Deutsch: Internationale Klassifikation der Funktionsfähigkeit, Behinderung und Gesundheit)</u>

Struktur- und Funktionsebene:	Herzrhythmusstörungen, unspezifische EKG-Zeichen, intermittierendes Fieber, körperliche Schwäche und Appetitlosigkeit (→ allgemeine Symptome)
Aktivitätsebene:	Müdigkeit, trotzdem schlechte Schlafqualität (kann schlecht einschlafen, wacht ständig auf), ADL (Activity of Daily Life) wie z.B. Körperpflege alleine kaum möglich → benötigt Hilfe vom Pflegepersonal

Partizipationsebene:	Ihr Mann kommt täglich für ein bis maximal zwei Stunden zu Besuch (falls er länger arbeiten muss kann es passieren, dass er an manchen Tagen nicht in die Klinik kommt), Kinder waren noch nicht zu Besuch und werden sie wahrscheinlich sehr selten besuchen können, ihren Hobbys kann sie nicht nachgehen, der Besuch in der Frauengruppe ist für die Zeit im Krankenhaus nicht mehr möglich → soziale Kontakte leiden sehr unter ihrer Erkrankung und dem damit verbunden Krankenhausaufenthalt
Soziale Situation:	Große Wohnung (ca. 100 m²) mit Balkon, 2. Stock ohne Aufzug, Patientin macht den Haushalt komplett alleine und kann keine Unterstützung von ihrem Mann erwarten, ihr Mann arbeitet den ganzen Tag, Kinder sind ausgezogen (zwei leben in einer anderen Stadt, ein Kind wohnt in der gleichen Stadt und würde im Notfall im Haushalt und bei Erledigungen helfen)
Hauptprobleme der Patientin:	Angst vor dem, was in nächster Zeit auf sie zukommt (in Bezug auf den weiteren Verlauf im Krankenhaus und der Erkrankung) und vor Deprivation, ängstlich gegenüber neuen Personen und Situationen vor allem wegen den sprachlichen Diskrepanzen, weiß nicht ob ihr Mann im Haushalt alleine zurechtkommt, durch religiöse und kulturelle Einstellungen will sie sich nicht von männlichem Personal behandeln lassen
Erwartungen der Patientin:	Schnelle Genesung, alles soll so werden wie früher, sie will so schnell wie möglich nach Hause und will ihren Hobbys wieder nachgehen (vor allem die Frauengruppe besuchen)

In der Analyse des vorliegenden Fallbeispiels kann vermutet werden, dass die Patientin ängstlich und schüchtern ist. Sie fühlt sich zusätzlich in der Umgebung des Krankenhauses fremd und unwohl.

Das Fallbeispiel ist rein fiktiv; es kann jedoch davon ausgegangen werden, dass es derart Patienten gibt und diese Art von Problemen immer wieder auftreten können.

Anmerkung: Zur vereinfachten Lesbarkeit des Textes wird in dieser Arbeit die althergebrachte männliche Schreibweise verwendet.

2   Erkenntnisleitendes Interesse

Die Phänomene der Interdependenz von Fremdheit und Angst werden in der physiotherapeutischen Ausbildung bzw. im Physiotherapiestudium nicht reflektiert. Wie sich allerdings in der vorliegenden Arbeit immer wieder feststellen lässt, beeinflussen sie die physiotherapeutische Behandlung enorm. Deshalb sollte in der Ausbildung oder im Studium auf diese Thematik gesondert in mehreren Unterrichtseinheiten eingegangen werden, um den Schülern oder den Studenten eine Möglichkeit mit dem Umgang dieser Problematik darzustellen. Da aber die Gegebenheiten von Fremdheit und Angst in Verbindung mit der Physiotherapie noch nicht betrachtet wurden, ist es nicht voraussetzbar, dass diese Problematik in der Berufsfachschule oder Fachhochschule thematisiert wird.

Die vorliegende explorative Studie setzt sich erstmals deskriptiv-analytisch mit den Themen der Fremdheit und Angst, im Rahmen des professionellen physiotherapeutischen Prozess auseinander. Sowohl die aktuell verfügbare wissenschaftliche Literatur als auch die Diskussion innerhalb der sience community zeigen die Wichtigkeit der Thematik auf. Angesichts des einleitenden Fallbeispiels erscheint es somit notwendig den derzeit noch abseitigen, psychologisch geführten Diskurs zu Fremdheit und Angst auf die Physiotherapie selbst und deren Berührungsansätze aus Ausbildung und Studium zu beziehen, damit auch diese Phänomene, die in einer Behandlung auftreten werden, dem Therapeuten nicht mehr fremd sind und er adäquat darauf reagieren und damit umgehen kann. Zusätzlich wird es eine Erleichterung in der Behandlung und der zwischenmenschlichen Beziehung von Therapeut und Patient nach sich ziehen.

2.1 Wissenschaftliche Fragestellungen und Hypothesen

Die wissenschaftlichen Fragestellungen und die dazugehörigen Hypothesen setzen sich aus den drei Teilbereichen Fremdheit, Angst und der damit verbundenen Interdependenz zur Physiotherapie zusammen.

1. Fremdheit in der Physiotherapie

<u>Wissenschaftliche Fragestellung:</u> Welche Ursachen und Folgen hat das Phänomen der Fremdheit auf den Patienten in der Physiotherapie?

<u>Nullhypothese:</u> Es gibt keine Ursachen und Folgen des Fremdheitsphänomens in der Physiotherapie.

<u>Erste Alternativhypothese:</u> Wenn Patienten in einen formalen Prozess einer physiotherapeutischen Beziehung eintreten, dann muss angenommen werden, dass es Ursachen für das Phänomen der Fremdheit gibt.

<u>Zweite Alternativhypothese:</u> Wenn Patienten in einen formalen Prozess einer physiotherapeutischen Beziehung eintreten, dann muss angenommen werden, dass es Folgen für das Phänomen der Fremdheit gibt.

2. Angst in der Physiotherapie

<u>Wissenschaftliche Fragestellung:</u> Welche Ursachen und Formen von Angst tangieren die physiotherapeutische Behandlung?

<u>Nullhypothese:</u> Es gibt keine Ursachen und Formen von Angst die eine physiotherapeutische Behandlung beeinflussen.

<u>Erste Alternativhypothese:</u> Wenn Patienten sich in eine physiotherapeutische Behandlung begeben, dann muss vorausgesetzt werden, dass es Ursachen für eine Angstempfindung gibt.

<u>Zweite Alternativhypothese:</u> Wenn Patienten sich in eine physiotherapeutische Behandlung begeben, dann muss vorausgesetzt werden, dass es verschiedene Formen der Angst gibt.

3. Interdependenz zur Physiotherapie

<u>Wissenschaftliche Fragestellung:</u> Welche Einflüsse ergeben sich aus der Interdependenz von Fremdheit und Angst zwischen Patient und Physiotherapeut?

<u>Nullhypothese:</u> Es gibt keine beeinflussende Interdependenz von Fremdheit und Angst zwischen Patient und Physiotherapeut.

<u>Erste Alternativhypothese:</u> Es gibt Einflüsse, die sich aus der Interdependenz von Fremdheit und Angst zwischen Patient und Physiotherapeut ergeben.

3   Fremdheit

Die Begriffe *fremd, Fremde* und *Fremdheit* werden in der Gesellschaft und im alltäglichen Leben vielseitig verwendet. Häufig wird darunter verstanden, dass wir jenes
nicht kennen oder noch nicht kennen. Das Fremde muss erst eingeordnet und einem
bekannten alltäglichen Begriff zugeordnet werden um es uns *bekannt zu machen.*
Damit ist das Fremde nicht mehr fremd oder scheint nicht mehr fremd zu sein. Wobei
eine Person oder eine Situation einem bekannt sein kann und trotzdem ist sie fremd.
In diesem Fall geht es um soziale Distanzen die entweder aufhebbar oder nicht aufhebbar sind.[5] Wendet man sich dem Begriff fremd zu, zeigt sich, dass dieser insbe-
sondere sprachgeschichtlich nicht weltneutral ist. Das Adjektiv *fremd* entwickelte sich
aus dem mittelhochdeutschen *vrem(e)de* und dem althochdeutschen *fremidi*, zu einem untergegangenen Adverb mit der Bedeutung *vorwärts; von – weg* und vorerst
entfernt, dann *unbekannt, nicht vertraut, ungewohnt.*[6] Es ist somit das Gegenteil zum
Bekannten bzw. Vertrauten und kann dadurch Ängste und Gefühle einer Beklem-
mung oder Furcht auslösen.

Die relationalen Begriffe *fremd* und *Fremdheit* können auch für die Beschreibung der
Einsamkeit oder Isoliertheit einer Person verwendet werden. Der Begriff *Fremder* wird
auch dazu verwendet, um Unterschiede einer einzelnen Person und einer Personengruppe aufzuzeigen.[7]

„Im Alltagsdenken sind die Begriffe „fremd" und der „Fremde" relationale Begriffe; in-
sofern als der diese Begriffe Verwendende andere Individuen, Objekte oder Kollektive
in Relation zu sich selbst betrachtet. Jedoch kann sich, sofern das Fremde im Alltag
als unverständliche Größe betrachtet wird, auch eine absolute Perspektive einstellen.
Hierin ist vermutlich der größte Unterschied zu einer wissenschaftlichen Betrachtung
zu sehen, entsprechend der das Fremde immer relational zu denken ist."[8]

Die Fremdheit oder was im Alltag als fremd bezeichnet wird, ist nicht hinterfragt. Eine
ähnliche Situation tritt auf, wenn von Fremden gesprochen wird. Es sollte zwischen
einer einzelnen Person, als Fremder und einer Gruppe, als Fremde, eine genaue
Grenze gezogen werden. Ein Fremder kann eine Person sein die einer anderen Person unbekannt ist[9], wie z.B. der Patient und der Physiotherapeut. Es sind zwei Personen die sich vor der ersten Behandlung im Normalfall noch nie gesehen haben und

---

[5] Vgl. Geenen, Soziologie des Fremden, 2002, S. 20ff.
[6] Vgl. http://www.duden.de/rechtschreibung/fremd.
[7] Vgl. Geenen, Soziologie des Fremden, 2002, S. 21.
[8] Geenen, Soziologie des Fremden, 2002, S. 21.
[9] Vgl. Geenen, Soziologie des Fremden, 2002, S. 21.

auch nichts voneinander wissen. Doch begibt sich der Patient in die Obhut des Physiotherapeuten; in die Fremde, zu einem Unbekannten (dem Physiotherapeuten) und in eine fremde Situation, die evtl. bei dem Patienten ein Gefühl der Angst auslösen könnte. Wenn der Moment der Fremdheit überwunden ist und das Unbekannte vertraut wird, kann die Angst geringer werden und der Patient kann sich *wohl* fühlen.

Bei Personengruppen wird von *Fremden* gesprochen. Die *Fremden* sind Personen einer gewissen Nationalität oder Region. Sie werden in Kollektive eingeordnet bzw. werden aus ihnen Kollektive konzeptualisiert. In diesem Fall ist die soziale Wahrnehmung von Interesse. Es stellt sich die Frage: „Ab wann wird eine Person als Angehöriger oder Vertreter von Kollektiven, und wann als einzelner Fremder wahrgenommen?".[10]

Die Zuordnung zu Kollektiven kann auch im Kontext aus der Herausbildung von Vorurteilen einer bestimmten Personengruppe durchleuchtet werden; der Therapeut könnte z.B. ein Vorurteil gegenüber einer bestimmten Nationalität haben und den Patienten der dieser angehört nicht gleich den anderen Patienten behandeln oder der umgekehrte Fall, dass ein Patient Vorurteile gegenüber einer bestimmten Nationalität hat und sich deswegen nicht von dem Therapeuten der dieser angehört behandeln lassen will.

Wie in dem beschriebenen Fallbespiel, gehört Frau X einer anderen Kultur und Religion an. Sie hat wahrscheinlich andere Vorstellungen des Verlaufs einer Behandlung oder kann sich vielleicht gar nichts darunter vorstellen. Sie fühlt sich in der neuen Umgebung fremd und dieses Gefühl löst wiederrum Angst aus. Die Patientin will grundsätzlich nicht von Männern behandelt werden oder sie hat vielleicht Probleme damit, von einer Therapeutin behandelt zu werden, die einer anderen Kultur angehört, da sie vielleicht Angst davor hat, nicht in ihrer Kultur und ihren damit verbunden moralischen und ethischen Vorstellungen und Einstellungen, verstanden zu werden.

---

[10] Vgl. Geenen, Soziologie des Fremden, 2002, S. 21.

3.1   Der Fremde in der Geschichte

Die Beschreibung der Fremdheit wird im Folgenden von Bernhard Waldenfels (2008, 2013) verwendet. Es handelt sich hierbei um einer der aktuellsten und fast einzigartigen Werke die sich mit diesem Phänomen auseinandersetzen. Sie sind bedeutsam, umfassend und analysieren alle wichtigen Fremdheitsfaktoren, die wiederum durch das Fallbeispiel auf die Physiotherapie angepasst werden können.

Der Begriff Fremde wird bei den Griechen im 5. Jahrhundert v. Chr. erwähnt. Hierbei kommt es zu einer Unterscheidung zwischen Barbaren und Griechen.
Erst zu Beginn der Neuzeit, als die Gesamtordnung zerbricht, verändert sich die Situation. Es kommt zu einem Zusammenbruch der Vernunft und der Dezentralisation des Individuums, was die Konsequenz der Abenteuerlust der westlichen Moderne ist.[11]
„Diese Abenteuer, die von Entdeckungsfahrten und Eroberungszügen begleitet waren, auf denen sich neue und ferne Welten erschlossen und „wunderbare Besitztümer" ansammelten, dauern schon lange an; doch erst im 18. und 19. und vollends im 20. Jahrhundert dringt das Fremde ausdrücklich und unwiderruflich in den Kern der Vernunft und in den Kern des Eigenen ein. Die Herausforderung durch ein radikal Fremdes, mit der wir uns konfrontiert sehen, bedeutet, dass es keine Welt gibt, in der wir völlig heimisch sind, und dass es kein Subjekt gibt, das Herr im eigenen Hause wäre. Bis heute stellt sich allerdings die Frage, wieweit diese Herausforderung angenommen, wieweit sie verdrängt wird."[12]
In der heutigen Zeit ist das Fremde etwas Allvertrautes, mit dem die Menschen alltäglich konfrontiert werden. Es beginnt mit dem *Fremdeln* des Kindes, wenn es anfängt auf den Unterschied zwischen vertrauten und fremden Personen zu reagieren und die enorme Vielfalt in den Sprachen, beispielsweise kann eine Fremdsprache erlernt werden allerdings ist sie uns immer fremd und wird nie gleich der Muttersprache. Ein klinisches Phänomen ist die Entfremdung vom eigenen Körper was sich zu einem schwer kontrollierbaren psychiatrischen Krankheitsbild entwickeln kann; es wird aber teilweise in *kulturspezifischen Riten* oder auch therapeutisch eingesetzt.[13]

---

[11] Vgl. Waldenfels, Topographie, 2013, S. 16ff.
[12] Waldenfels, Topographie, 2013, S. 17.
[13] Vgl. Waldenfels, Topographie, 2013, S. 16ff.

3.2   Unterschiede in der Sprache

Die Wörter *fremd* oder *Fremdheit* haben einen multiplen Bedeutungsgehalt. Sie treten häufig in Wortverbindungen wie *Fremdsprache, Fremderfahrung* oder *Fremdartigkeit* auf. In anderen Sprachen werden häufig mehrere Wörter verwendet um dieses komplexe Phänomen zu beschreiben.[14]

Es gibt drei Aspekte die das Wort *fremd* beschreiben:

1. „was außerhalb des eigenen Bereichs vorkommt (vgl. externum; extraneum; peregrinum; étranger; foreign) und was in der Form von „Fremdling" und „Fremdlingin" (so noch bei Schiller) personifiziert wird
2. was einem Anderen gehört (vgl. alienum; alien)
3. was von fremder Art ist und als fremdartig gilt (vgl. insolitum; étrange; strange)"[15]

Diese drei Aspekte des Ortes (vgl. 1.), des Besitzes (vgl.2.) und der Art (vgl.3.), zeichnen das Fremde gegenüber dem Eigenen aus; sie können unabhängig voneinander variieren und der tonangebende Aspekt ist der Ort.

Beispiele hierfür sind:

- der Nachbar im eigenen Wohnort kann mir von seinen Sitten und Gebräuchen fremd sein (→ Ortsaspekt)
- das Nachbarhaus kann mir vertraut sein obwohl es einem Anderem gehört (→ Besitzaspekt)
- eine Fremdsprache wird auch dann nicht zur Muttersprache, selbst wenn man sie fließend spricht (→ Aspekt der Art)[16]

„Das Fremde befindet sich nicht einfach anderswo, es ist ähnlich wie Schlafen vom Wachen, Gesundheit von der Krankheit, Alter von der Jugend durch eine Schwelle vom jeweils Eigenem getrennt. Dabei steht keiner von uns jemals auf beiden Seiten der Schwelle zugleich."[17] Daraus ist zu schließen, dass das Fremde nicht einfach ein Anders ist, das durch eine Abgrenzung vom Selben entsteht. „Wenn wir zwischen Apfel und Birne und zwischen Tisch und Bett unterscheiden, so werden wir schwerlich behaupten, dass all dies einander fremd ist; streng genommen gibt es hier gar kein wechselseitiges Einander. Das eine ist schlichtweg das andere des anderen, wenn wir es als dieses oder jenes bestimmen."[18]

---

14 Vgl. Waldenfels, Topographie, 2013, S. 20.
15 Waldenfels, Topographie, 2013, S. 20.
16 Vgl. Waldenfels, Topographie, 2013, S. 20.
17 Waldenfels, Topographie, 2013, S. 21.
18 Waldenfels, Topographie, 2013, S. 21.

Daraus lässt sich folgender Schluss ableiten: Fremdheit definiert sich durch gegenwartsbezogene Fremdheitsstile.

Die Auseinandersetzung mit der sprachlichen Unterscheidung zeigt, dass es sich um eine höchst komplexe Begebenheit handelt und nicht in einfachen oder wenigen Worten zusammenzufassen ist.[19]

3.3 Fremdheit in uns Selbst

„Es gibt keine Welt, in der wir je völlig zu Hause sind, und es gibt kein Subjekt, das je Herr im eigenen Hause wäre."[20]

Fremdheit begegnet uns nicht nur in Anderen oder in einem anderen Umfeld, dass man noch nicht kennt, sondern auch in einem selbst.

Es handelt sich hierbei um eine intrasubjektive und intrakulturelle Fremdheit. Denn jede Erfahrung mit der Fremdheit, unterliegt einschränkenden Bedingungen der Aneignung, somit auch die Selbsterfahrung.[21]

Frau X aus dem beschrieben Fallbeispiel erfährt auch eine gewisse Fremdheit in sich selbst. Sie wird vermutlich eine intrakulturelle Fremdheit verspüren da sie einer anderen Kultur angehört als dem überwiegenden Personal im Krankenhaus und vielleicht hat Frau X eine andere Vorstellung der Behandlungsabläufe. Sobald sie sich jedoch die Fremdheit in gewisser Maßen angeeignet hat, kann ihre intrasubjektive und intrakulturelle Fremdheit weniger werden und sich in sich selbst nicht mehr so fremd fühlen.

3.4 Beunruhigung durch die Fremdheit

Fremdheit versetzt den Menschen immer in eine gewisse Unruhe, da er nicht weiß was auf ihn zukommt oder auch zuerst nicht weiß damit umzugehen. Deshalb stellen sich die folgenden Fragen: „Wann und womit beginnt das Fremdwerden bzw. die Fremdheit? Setzt es dann ein wenn das Unbekannte einem gegenübertritt? Wenn man sich fremd gegenüber den Anderen fühlt oder die Anderen einem unvertraut

---

[19] Vgl. Waldenfels, Topographie, 2013, S. 20ff.
[20] Waldenfels, Topographie, 2013, S. 11.
[21] Vgl. Waldenfels, Topographie, 2013, S. 27ff.

sind?" Diese Entscheidung hängt davon ab, wo der Maßstab der *Normalität* gesetzt wird, in der eigenen Welt oder in der Welt der Anderen. Zum einen erscheint unser eigenes Verhalten und zum anderen das Verhalten der Anderen als Abweichung der *Normalität*. Diese Bipolarität zeigt sich in allen Bereichen der Fremdheit.

Diese und ähnliche Fragen, wann und womit die Fremdheit beginnt können nicht pauschalisiert beantwortet werden und sind nicht vorweg zu entscheiden; vielleicht liegt das Beunruhigende genau darin.[22]

3.5 Erkennung und Aneignung der Fremdheit

Eine Form der Bewältigung der Fremdheit ist die Vermeidung des Andersartigen bzw. der Extremfall, die Beseitigung des Fremden; es gibt jedoch effizientere Methoden der Bewältigung. Die Aneignung bzw. die Erkennung des Fremden erweist sich auf Dauer als effizientere Form der Bewältigung. Da es hier verstanden, verarbeitet, und gelernt werden kann damit umzugehen. Das Bedürfnis des Menschen ist es das Fremde zu erkennen und die Unruhe, die davon ausgeht zu beseitigen.

Der Patientin aus dem Fallbeispiel wird es vermutlich in der physiotherapeutischen Behandlung genauso gehen. Frau X will das Fremde beseitigen, damit sie sich in der Therapie und dem Therapeuten gegenüber wohler fühlen kann. Durch die Aneignung des Fremden bzw. der Fremdheit weißt die Patientin vor oder während der Behandlung evtl. kein Gefühl der Angst mehr auf oder nur noch ein geringes.

Das Ziel beim Umgang mit der Fremdheit ist immer die Aneignung des Fremden, weshalb viele Synonyme wie *Erkennen, Erlernen* oder *Befreiung* für diesen Prozess verwendet werden können.

Die Kritik der Aneignung ist, dass die Fremdheit auch durch sie keine sachgemäße Bestimmung erhalten wird, sondern nur einen anderen Stellenwert, wenn Erfahrungen mit der Fremdheit gesammelt werden und sich die eigene Einstellung dazu ändert. Es lässt sich lediglich die Fremdheit und das Fremde besprechen und kann somit vertrauter werden, aber man kann sie sich niemals komplett aneignen.[23]

Deshalb kann die Fremdheit auch nicht wie eine bestimmte Frage beantwortet werden.

---

[22] Vgl. Waldenfels, Topographie, 2013, S. 42ff.
[23] Vgl. Waldenfels, Topographie, 2013, S. 48ff.

3.6   Der Patient als Fremder

Der Fremde als Patient wurde in Bezug auf psychiatrische Erkrankungen genauer beleuchtet. Es gibt unter allen Menschen kein einheitliches Krankheitsverständnis. Das Verständnis für Krankheit ist in den meisten Völkern durch ihre spezifische Kultur geprägt, deshalb ist die Vorgehensweise über den Verlauf und die Heilung sehr unterschiedlich. Es kann oft auch keine Einigung darüber gefunden werden ob es sich überhaupt um eine Erkrankung handelt oder nicht; in der einen Kultur kann dieselbe Veränderung als *normal* und in der Anderen als *krank* angesehen werden. Es kann allerdings auch innerhalb derselben Kultur sein, dass nicht immer eine Einigung darüber gefunden werden kann ob es sich bei manchen Verhalten oder Symptomen um eine Erkrankung handelt oder nicht. Aus diesem Grund ist es zweifelhaft, ob überhaupt allgemeingültige Definitionen bei psychischen Erkrankungen gemacht werden können. Dies ist immer abhängig vom jeweiligen Krankheitsverständnis. Es kann westlich-rational geprägt sein, was auf der Zweiteilung von Körper und Seele basiert. Das Krankheitsverständnis kann auch östlich-ganzheitlich geprägt sein oder basierend auf magischen Vorstellungen vieler Völker, die Geister und Götter zum Krankheitsverständnis heranziehen. [24]

Die unterschiedlichen Kulturkreise können in der Physiotherapie auch eine erhebliche Rolle spielen, wenn wie in dem eingangs genannten Fallbeispiel die Patientin sich nicht von einem männlichen Physiotherapeuten behandeln lassen will. Sie wird sich schon alleine durch ihre andere Kultur fremd fühlen und hat höchstwahrscheinlich, wie vorhin erwähnt, ein anderes Verständnis für ihre Erkrankung. Zusätzlich kommt noch hinzu, dass sie vielleicht ein männlicher Therapeut behandeln soll, was für sie gegen jegliche moralische und religiöse Vorstellung spricht.

Hier zeigen sich schon die ersten Verständnis- und Kommunikationsprobleme zwischen Behandler und Patient. Zusätzlich zeigt sich das Problem der unterschiedlichen Sprache, vor allem wenn der Patient z.B. die deutsche Sprache als Zweitsprache spricht und nur die Grundkenntnisse beherrscht. Sie erwecken durch ihre evtl. fehlenden sprachlichen Mittel ein verfälschtes Bild ihrer Probleme. Sie drücken sich meist in der *language independence* aus, was so viel bedeutet wie die Trennung des Affekts vom Inhalt des Gesagten beim Benutzen der Zweitsprache. Es handelt sich allerdings hierbei nicht um ein psychopathologisches Phänomen, sondern um eine fehlende

---

[24] Vgl. Haasen, Beurteilung psychischer Störungen, 2000, S. 19.

Überlappung von Erinnerung und Assoziation der Muttersprachen mit der erlernten Zweitsprache.[25]

Auch hier findet wieder eine Übereinstimmung mit dem beschriebenen Fallbeispiel statt. Frau X beherrscht in der deutschen Sprache nur die Grundkenntnisse. Dadurch hat sie Probleme sich ordnungsgemäß auszudrücken und ihre Probleme, Befürchtungen, Ängste und Bedürfnisse zu beschreiben, da eine Überlappung von Erinnerungen und Assoziationen der Muttersprache mit der deutschen Sprache fehlt.

In der Philosophie stellt sich zunächst einmal die Frage, bei der Begegnung zwischen Arzt oder Therapeut und Patient, nach dem Orientierungsziel der Therapie und nach der Ordnung, auf die diese angewiesen ist. Beispielsweise legt die Gesprächsorientierung der Therapie den Gedanken nahe, dass diese Orientierung in der Gemeinsamkeit zu suchen ist, auf die wir uns im vergangenen immer geeinigt haben oder zukünftig einigen könnten. Auf den gemeinsamen Rahmen der Verständigung verlässt sich die kritische Hermeneutik (eine Theorie über die Interpretation und das Verstehen von Texten). Es stellt sich die Frage wie man mit dem Fremden bzw. der Fremdheit umgehen soll, wenn dieser aus dem Rahmen fällt, da jeder Rahmen sozusagen eine Beschränkung ist, um mit dem Fremden umzugehen. Eine häufige westliche Interpretation ist *Der Kranke als Partner* noch hinzuzufügen wäre *Der Kranke als Fremder* oder aus der Sicht des Patienten *Der Behandler als Fremder*.

Wichtig zu beachten ist hier, dass es nicht nur das Fremde außerhalb des Eigenen gibt sondern auch das Fremde in uns Selbst, sozusagen eine Fremdheit im Eigenen (siehe Kap. 3.3). Das eigene Reden, Handeln oder Empfinden kann nie völlig das eigene sein, denn dann wäre die Selbstentfremdung (Abspaltung des Ichs), z.B. durch Halluzinationen nicht zu erklären. Eigenes entsteht durch einen nie endenden Prozess der Aneignung des Fremden (siehe Kap. 3.5). Dies spielt auch in der Bestimmung der Krankheit eine wichtige Rolle.

In der Geschichte wird die Krankheit als Anomalie bezeichnet, also einer Abweichung der Norm. Letztendlich ist jede Krankheit eine Anomalie, aber nicht jede Abweichung der Direktive ist eine Krankheit; z.B. der Kleinwuchs, diese Personen weichen zwar von der Norm ab, sind aber deswegen nicht krank. Sobald eine Anomalie existenzbedrohliche Ausmaße annimmt wird sie als Krankheit definiert.

Die Anomalie kann als Abweichung der *Ordnung* in Bezug auf eine Ausfallerscheinung oder eines Defizites, betrachtet werden. In der Therapie würde es nur um die

---

[25] Vgl. Haasen, Beurteilung psychischer Störungen, 2000, S. 23ff.

reine Wiederherstellung der *Ordnung* gehen und nicht um eine ganzheitliche Betrachtung des Menschen. Eine Heilung liegt dann vor wenn alle Organe und der gesamte Körper ordnungsgemäß funktionieren würden, z.B. die halluzinierenden Stimmen verstummen oder die Sucht nachlässt. Dabei stellt sich allerdings die Frage wann ein Patient wirklich geheilt ist und wann die Heilung eintritt.

Deswegen können Anomalien auch aus einer anderen Sichtweise betrachtet werden. Nicht nur, dass sie nicht mehr der *Ordnung* entsprechen, sondern als eine *Andersheit* betrachtet werden und evtl. eine neue *Ordnung* einführen könnte.[26]

„Was die Gesundheit ausmacht, ist die Möglichkeit, die das augenblickliche Normale definierende Norm zu überschreiten, und der normale Mensch ist der normative Mensch, der fähig ist, neue und sogar organische Normen zu setzten."[27]

Diese Grundidee der Therapie, ist nicht nur auf die Wiederherstellung sondern auf die Neufindung einer *Ordnung* aus, d.h. sie betrachtet den Menschen ganzheitlich und nicht nur die Erkrankung bzw. die Anomalie. Da es eine genaue Krankengeschichte gibt, kann es keine Genesung auf die reine Wiederherstellung der physiologischen Verhältnisse geben, da die biologische Normativität irreversibel ist.[28]

„Geschichte setzt voraus, dass Vergangenes als Vergangenes in der Gegenwart und in die Zukunft hinein fortwirkt und nicht zurückgelassen wird wie ein früherer Zustand, der unter geeigneten Bedingungen wiederauftreten kann."[29]

Es kann dadurch zwischen einer *normalen bzw. altmodischen* und einer *revolutionären bzw. neuen* Therapie unterschieden werden, es lässt sich allerdings keine eindeutige Grenzlinie zwischen den beiden Anschauungsweisen ziehen.[30]

In Bezug auf die Physiotherapie wurde dieses Phänomen noch nicht betrachtet deshalb soll in dieser Arbeit eine mögliche Betrachtungsweise der Wirkung des Fremden in der Physiotherapie aufgezeigt werden. Hierbei wird das Wechselspiel zwischen dem Physiotherapeuten als Fremder für den Patienten aufgezeigt, wie die möglichen Reaktionen des Patienten sein können und wie er versucht damit umzugehen.

---

[26] Vgl. Waldenfels, Topographie, 2008, S. 131ff.
[27] Waldenfels, Topographie, 2008, S. 134.
[28] Vgl. Waldenfels, Topographie, 2008, S. 131ff.
[29] Waldenfels, Topographie, 2008, S. 134.
[30] Vgl. Waldenfels, Topographie, 2008, S. 131ff.

4   Einleitung in das Thema Angst

Die Angst gehört seit Anbeginn der Menschheit zum Leben. Sie begleitet uns von der Geburt bis zum Tod in immer anderen Facetten. Selbst durch verschiedene Ansätze zur Bewältigung der Angst; durch Religion, Wissenschaft, Philosophie oder Magie ist es nie gelungen die Angst komplett zu überwinden und sie gänzlich aufzuheben. Allerdings können die verschiedenen Ansätze durch z.B. die Geborgenheit und der Glaube in Gott, hingebende Liebe oder die Erforschung der Naturgesetzte, helfen, mit der Angst umzugehen, weil sie den Menschen einen gewissen Halt geben. Ein Leben ohne Angst ist nicht möglich und eine Illusion. Es gibt verschiedene Möglichkeiten ihr entgegenzuwirken und zu lernen mit ihr umzugehen. Liebe, Vertrauen, Erkenntnis, Mut, Macht, Hoffnung, Glaube und verschiedene Copingstrategien (→ die Gefahr wird entweder beseitigt oder die angstauslösende Situation wird durch kognitive Umstrukturierung nicht mehr als bedrohlich bewertet, genaueres siehe Kap. 4.7.1) sind Eigenschaften bzw. Methoden die jeder Mensch entwickeln kann um sich mit der Angst auseinanderzusetzen, sie anzunehmen, um sie dann immer wieder zu besiegen; damit sie nicht an erster Stelle im Leben steht und somit das Leben kontrolliert.

Angst gehört zum Leben, doch ist sie nicht immer im Bewusstsein. Durch verschiedene Reize (äußere oder innere) kann sie ausgelöst werden und somit verschiedene Reaktionen hervorrufen.

Wenn Angst *ohne* Angst betrachtet wird, bekommt sie einen Doppelaspekt. Zum einen kann sie aktiv machen und zum anderen kann sie einen lähmen. Angst enthält grundsätzlich bei Gefahren einen Aufforderungscharakter und zwar den Impuls, sie zu überwinden. Das Erkennen, Annehmen und Meistern der Angst beinhaltet einen Entwicklungsschritt. Das Ausweichen vor der Angst bringt eine Stagnation mit sich, es hemmt die Weiterentwicklung. Wenn gewisse Angstschranken in der Entwicklung nicht überwunden werden bleibt man in einem *kindlichen* Entwicklungsschritt zurück.[31]

Es kann folgend davon ausgegangen werden, dass Angst immer dann auftritt, wenn wir ihr noch nicht gewachsen sind und wir die äußere oder innere Situation noch nicht kennen oder sie noch nicht durchlebt haben.

Jeder Entwicklungsschritt, den ein Mensch vollzieht, ist mit Angst verbunden. Jeder dieser Schritte führt in äußere oder innere Situationen, die noch nicht erlebt wurden

---

[31] Vgl. Riemann, Grundformen der Angst, 2009, S. 7ff.

und in Unbekanntes, Neues und Fremdes führen. Neben dem Risiko solcher Situationen besteht auch Angst. Da das Leben immer unbekannte, fremde und neue Momente mit sich bringt, wird es immer von der Angst begleitet. Sie kommt an besonderen Stellen im Leben in das Bewusstsein, wenn alte und bekannte Bahnen verlassen werden müssen und neue Aufgaben zu bewältigen sind.[32]

4.1 Definitionen von Angst

Das Wort Angst entwickelte sich aus dem mittelhochdeutschen *angest* und dem althochdeutschen *angust*; eigentlich = Enge, verwandt mit *eng, beengend, die freie Bewegung hindernd.*[33]

Angst ist ein zentrales Symptom seelischer Störungen und ein elementarer Affekt. In der Psychologie gibt es für den Begriff Angst huderte von Definitionen, obwohl es ein alltäglicher Begriff ist und leicht verständlich erscheint. Im Folgenden sind drei Definitionen beispielhaft dargestellt.[34]

1. „Angst entsteht automatisch dann, wenn die Psyche von einem Übermaß an (meist inneren) Reizen überflutet wird, das nicht bewältigt werden kann."[35]

2. „Angst als ein Zustand, der durch erhöhte Aktivität des autonomen Nervensystems sowie durch die Selbstwahrnehmung von Erregung, das Gefühl des Angespanntseins, ein Erlebnis des Bedrohtwerdens sowie durch verstärkte Besorgnis gekennzeichnet ist"[36] (Spielberger 1972). Diese Definition, die in wesentlichen Zügen von Freud vorgezeichnet wurde, bildet die Grundlage aller relevanten Ansätze in diesem Bereich."[37]

3. Angst ist „[…]ein mit Beengung, Erregung, Verzweiflung verknüpftes Lebensgefühl, dessen besonderes Kennzeichen die Aufhebung der willensmäßigen und verstandesmäßigen „Steuerung" der Persönlichkeit ist. Man sieht in der Angst auch einen aus dem Gefahrenschutzinstinkt erwachsenden Affekt, der, teils in akutem Ausbruch (dem Schreck verwandt), teils in schleichend-quälender Form eine elementare Erschütterung bewirkt."[38]

---

[32] Vgl. Riemann, Grundformen der Angst, 2009, S. 10ff.
[33] Vgl. http://www.duden.de/rechtschreibung/Angst.
[34] Vgl. Becker, CAT von Angst, 2004, S. 6ff.
[35] Wawrinowski, Grundkurs Psychologie, 1994, S. 103.
[36] Krohne, Angst und Angstbewältigung, 1996, S. 5.
[37] Vgl. Krohne, Angst und Angstbewältigung, 1996, S. 5.
[38] Sörensen, Einführung, 1994, S. 2.

Die Definitionen zeigen, dass die Angst grundsätzlich ein Gefühl, eine Stimmung oder ein emotionaler Zustand ist, der immer als unangenehm beschrieben wird.

In der zweiten Definition werden emotionale (das Bedrohungserleben), kognitive (die Besorgnis) und physiologische (beschreibt die erhöhte Aktivität des Nervensystems) Aspekte erläutert.

Die dritte Definition beschreibt die Auswirkungen der Angst auf der Verhaltensebene, die sich in einem Kontrollverlust äußert, was in der ersten Definition mit inbegriffen ist.

Diese Beispiele der möglichen Definition von Angst zeigen, dass es ein höchst komplexes Forschungsgebiet ist und die Wissenschaft, trotz vieler Bemühungen, sich über viele Faktoren nicht einig ist.[39]

4.2   Grundlagen der Entstehung von Angst

Die Angst entsteht auf der neurophysiologischen Ebene durch verschiedene Zusammenhänge kortikaler und subkortikaler Prozesse.

An diesen Prozessen sind einerseits die Amygdala (Mandelkern; Teil des limbischen Systems), der Hypothalamus, der Hirnstamm sowie das autonome Nervensystem und andererseits die Amygdala, der frontale und limbische Kortex beteiligt. Bei der Aufnahme von Angstreizen können zwei verschiedene Mechanismen beobachtet werden. Die Amygdala leitet zum einen, autonome und endokrine Reaktionen durch eine Veränderung des inneren Zustands bei einer emotionalen Informationsverarbeitung ein und zum anderen werden Mechanismen aktiviert, bei denen die Großhirnrinde aktiviert wird und somit eine bewusste oder mehr oder weniger angepasste Reaktion auf ein Reizmuster gewährleistet wird. Es ist genauso möglich, dass z.B. verbale Reize, die als gefährlich und bedrohlich eingeordnet werden oder durch angstvolle Gedanken eine Erregung der Großhirnrinde stattfindet und somit eine Aktivierung der Amygdala ausgelöst wird, die mit autonomen und endokrinen Reaktionen gekoppelt ist. Mit dieser Beschreibung der Angst werden aktuelle Forschungsergebnisse erfasst.[40]

---

[39] Vgl. Becker, CAT von Angst, 2004, S. 6ff.
[40] Vgl. Lazarus-Mainka, Angst und Ängstlichkeit, 2000, S. 11.

4.3 Angstentstehung

Die Entstehung der Angst wird in der Psychologie von drei grundlegenden Richtungen unterschiedlich beurteilt.

In der psychoanalytischen Theorie nach Freud wird die Angst als Folge eines internen Konflikts betrachtet. Die kognitive Psychologie betont hingegen die Bewertungsprozesse bei der Entstehung von Angst (nach Epstein, Lazarus, Caver und Scheier). Der Behaviorismus bzw. die Reiz-Reaktionstheorien sehen die Angst als gelernte Reaktion und als gelernten Triebreiz (nach Watson, Mowrer, Miller, Spence, Spielberger).[41] Zu beachten ist, dass sich die drei unterschiedlichen Ansätze in bestimmten Bereichen überschneiden bzw. gewisse Komponenten der anderen Theorie enthalten. Beispielsweise enthält die psychoanalytische Theorie von Freud reiz-reaktionstheoretische und kognitive Bestandteile, die Reiz-Reaktionstheorie von Spence verwendet auch kognitive Erklärungskonzepte. Spielberger versucht zwischen seiner Reiz-Reaktionstheorie und der kognitiven Psychologie eine Verbindung zu schaffen.[42]

4.4 Angst, Furcht und Stress – die Funktionen der Angst

Es können Unterscheidungen zwischen Angst, Furcht und Stress getroffen werden. Die **Angst** soll immer dann ausgelöst werden wenn eine Situation als gefährlich betrachtet wird und in dieser Situation momentan nicht angemessen reagiert werden kann.[43] Die Hemmung einer angemessenen Reaktion kann durch unterschiedliche Ursachen bedingt sein. Es kann zum einen eine *Stimulusunsicherheit* bestehen, das bedeutet, dass für eine Gefahrensituation keine eindeutige Zuordnung im Hinblick auf Intensität, Art und Auftretenszeitpunkt getroffen werden kann. Zum anderen kann auch eine *Reaktionsblockierung* bestehen, das bedeutet, dass trotz genauer und klarer Information über die Gefahrensituation nicht adäquat reagiert werden kann.

Die **Furcht** gehört zum Teilgebiet der Angst; sie kann separat betrachtet und definiert werden. Sie liegt dann vor, wenn die Gefahr eindeutig zu klassifizieren ist und die Möglichkeiten der Flucht oder Vermeidung möglich sind und keine *Stimulusunsicherheit* oder *Reaktionblockierung* besteht.[44]

---

[41] Vgl. Sörensen, Einführung, 1994, S. 11.
[42] Vgl. Krohne, Angst und Angstbewältigung, 1996, S. 153.
[43] Vgl. Krohne, Psychologie der Angst, 2010, S. 27.
[44] Vgl. Krohne, Psychologie der Angst, 2010, S. 18.

„Unter dem Aspekt der Motivation ist Furcht also ein Flucht- bzw. Vermeidungsmotiv, Angst dagegen eher das Motiv, weitere Informationen über bedrohungsrelevante Situations- und Verhaltensaspekte zu suchen."[45]

Stress bezeichnet einen körperlichen Zustand unter Belastung und eine Beziehung zwischen Person und Umwelt in welcher Anforderungen vorliegen, die die Bewältigungsstrategien der betroffenen Person stark in Anspruch nehmen.

Menschen lassen sich danach unterscheiden, in welchen Situationen sie relativ leicht mit Angst reagieren. Dadurch können bereichsspezifische Angstneigungen unterschieden werden, wie z.B. die Bewertungsangst, Aufgeregtheit (vgl. 4.6.2), Besorgtheit (siehe 4.6.3), Existenzangst (vgl. 4.6.4), die soziale Angst (mit den Bereichen Verlegenheit, Schamgefühl, Publikumsangst und Schüchternheit, vgl.4.6.5) und die Angst vor physischer Verletzung.[46]

4.5   Arten der Angst nach SCHWARZER

Die Beschreibungen der Angstarten werden im Folgenden von SCHWARZER (1987) verwendet. Auch wenn es nicht das aktuellste Werk ist, ist es bedeutsam und umfassend. Es analysiert alle wichtigen Arten der Angst, die wiederum auf die Physiotherapie anhand des Fallbeispiels angepasst werden können.

Grundlegend besteht die Angst zum einen aus der Besorgtheit und zum anderen aus der Aufgeregtheit, also aus einer persönlichen Wahrnehmung der körperlichen Erregung und aus bestimmten Kognitionsinhalten, wobei die Aufgeregtheit auch eine Kognition darstellt. Eine weitere Grundannahme ist das Prinzip der *Selbstaufmerksamkeit*. Bevor auf die einzelnen Arten der Angst eingegangen wird, sollen im Folgenden die Grundannahmen kurz erläutert werden um einen Überblick zu schaffen.[47]

---

[45] Krohne, Psychologie der Angst, 2010, S. 18.
[46] Vgl. Krohne, Psychologie der Angst, 2010, S. 27.
[47] Vgl. Sörensen, Einführung, 1994, S. 63.

4.6.1   Selbstaufmerksamkeit

Bei der Selbstaufmerksamkeit richtet eine Person ihre Aufmerksamkeit und Kognitionen auf sich selbst. Sie kann ein aktueller Zustand sein oder eine überdauernde Eigenschaft. Unterschieden werden die Aspekte der **privaten** und der **öffentlichen Selbstaufmerksamkeit**.

Die **private Selbstaufmerksamkeit** befasst sich mit Kognitionsinhalten, die nur diese Person empfinden kann; z.B. Körperempfindung, Stimmung, Gefühl, Einstellung, Phantasie und Selbstwert. Wenn sich diese Kognitionen auf Affekte beziehen, wird zwar die Selbsterkenntnis, erhöht aber zur gleichen Zeit erhöht sich auch die Affektintensität; z.B. verstärken Prüfungskandidaten ihre Angst wenn sie auf der Ebene der privaten Selbstaufmerksamkeit mit anderen Prüfungskandidaten über ihre Prüfungsangst kommunizieren.

„**Öffentliche Selbstaufmerksamkeit** liegt vor, wenn eine Person sich selbst als soziales Objekt wahrnimmt und darüber nachdenkt, welchen Eindruck sie auf die Teilnehmer ihrer sozialen Umwelt macht."[48] Beispielsweise wählt man seine Kleidung nach gegebenen Anlass entsprechend aus, was zusätzlich dem aktuellen Stand der Mode entspricht und achtet darauf, dass der eigene Körpergeruch von anderen nicht wahrgenommen wird, um somit nicht *negativ* in der Gesellschaft aufzufallen. Bei sozial ängstlichen Personen besteht meist eine erhöhte öffentliche Selbstaufmerksamkeit durch Bewertungen oder einer erhöhten Beobachtung ihres sozialen Umfelds.[49]

Es kann davon ausgegangen werden, dass gerade in einer physiotherapeutischen Behandlung die öffentliche Selbstaufmerksamkeit des Patienten eine ausschlaggebende Rolle spielt.

Frau X, aus dem Fallbeispiel im ersten Kapitel, ist eine sozial ängstliche Person und steht im Krankenhaus unter erhöhter Beobachtung, was sie normalerweise nicht in diesem Ausmaß gewohnt ist. Sie nimmt sich als Individuum in ihrem sozialen Umfeld wahr und denkt darüber nach welchen Eindruck sie gegenüber dem Krankenhauspersonal macht. Dadurch erfährt sie eine erhöhte öffentliche Selbstaufmerksamkeit, was wiederrum ein Gefühl der Angst auslösen wird.

Die private Selbstaufmerksamkeit kann nur Frau X empfinden und nicht von außen bewertet werden. Deswegen wird dieser Punkt in Bezug auf das Fallbeispiel nicht genauer betrachtet.

---

[48] Sörensen, Einführung, 1994, S. 64.
[49] Vgl. Schwarzer, Stress, Angst und Hilflosigkeit, 1987, S. 51.

4.6.2   Aufgeregtheit

Die Aufgeregtheit ist „[…]die Empfindung autonomer Prozesse im Zustand privater Selbstaufmerksamkeit."[50] Sie steht im direkten Zusammenhang mit einer Gefahrensituation. Erreicht diese Situation ihren Höhepunkt ist die Aufgeregtheit am stärksten ausgeprägt, danach flacht sie nach und nach ab, je mehr Gewöhnung an die Reize erfolgt; z.B. ist der Prüfungskandidat direkt zu Beginn einer Prüfung am aufgeregtesten und während der Prüfung flacht sie allmählich ab, da eine Gewöhnung an die *Gefahr* stattfindet.[51]

Übertragen auf die Physiotherapie kann z.B. ein Patient unmittelbar vor der ersten Begegnung und Behandlung mit dem Therapeuten eine sehr starke Aufgeregtheit verspüren die mit dem Beginn der Behandlung evtl. ihren Höhepunkt hat und mit zunehmender Behandlung allmählich abnimmt, bis zu dem Zeitpunkt, in dem der Patient keine Angst mehr in Form von Aufgeregtheit verspürt.

Frau X ist grundsätzlich ein eher nervöser und aufgeregter Mensch. Sie fühlt sich im Krankenhaus und gegenüber dem Personal fremd und verspürt eine stetige Aufgeregtheit, was als nächstes passieren wird. Wenn sie die erste physiotherapeutische Behandlung bekommen hat, wird sie diese Form der Angst wahrscheinlich nicht mehr in diesem Ausmaß verspüren. Vor allem, wenn der Therapeut behutsam auf sie eingeht und sie über das Vorgehen in der Behandlung genauestens und verständlich aufklärt.

4.6.3   Besorgtheit

Die Besorgtheit drückt sich „[…]in Form der Wahrnehmung von selbstbezogenen Gedanken über eigene Handlungen und Fähigkeiten und die persönliche Erfolgswahrscheinlichkeit[…]"[52] aus; dies entspricht der öffentlichen Selbstaufmerksamkeit. Die eigenen Mittel die zur Verfügung stehen um mit der *Gefahrensituation* umzugehen werden als negativ evaluiert bzw. in der Situation als nicht ausreichend bewertet und angesehen. Die genannten Kognitionen sind in jedem Fall *aufgabenirrelevant*, d.h. sie dienen zu keiner Lösung des Problems. Durch Bewertungssituationen, in denen

---

[50] Sörensen, Einführung, 1994, S. 65.
[51] Vgl. Schwarzer, Stress, Angst und Hilflosigkeit, 1987, S. 89f.
[52] Sörensen, Einführung, 1994, S. 65.

eine Person ihr Wesen bedroht fühlt entsteht eine Besorgtheit, die beispielsweise während einer Prüfung konstant anhält.[53]

Bezogen auf das Fallbeispiel in Kapitel 1, wird Frau X wahrscheinlich über den gesamten Krankenhausaufenthalt besorgt sein; dieses Gefühl der Angst wird durch die erhöhte öffentliche Selbstaufmerksamkeit bestärkt.

4.6.4   Existenzangst

Die Existenzangst beschreibt die Situationen, in denen eine Person durch Tod oder Verletzung in ihrer körperlichen Unversehrtheit bedroht ist. Zu dieser Kategorie gehören die Ängste vor dem Alter, Krankheit, Unfällen, Dunkelheit oder Tieren.[54]

In der Physiotherapie werden Therapeuten relativ häufig mit der Existenzangst von Patienten konfrontiert.
In dem oben genannten Fallbeispiel von Frau X, wird der Therapeut der sie behandelt mit ihrer Existenzangst konfrontiert. Ihre Existenz ist durch ihre Erkrankung erheblich bedroht da sie tödlich enden kann. Ihr stellen sich mit Sicherheit die Fragen: „Werde ich diese Erkrankung überleben? Wird alles so wie vor dieser Erkrankung? Was wird im Krankenhaus in der nächsten Zeit auf mich zukommen?". Durch Gespräche mit dem behandelnden Arzt und dem Therapeuten wird versucht ihr die Existenzangst zu *nehmen*. Allerdings erschwert sich die Situation durch die sprachlichen Defizite von Frau X, da es schwierig ist, ihr den Verlauf der nächsten Wochen und der Behandlungen verständlich zu schildern. Mit viel Geduld und Einfühlungsvermögen kann eine Vertrauensebene geschaffen werden, die es den behandelnden Personen ermöglicht, ihre bestehende Existenzangst *zu lindern*.

4.6.5   Soziale Angst

Die soziale Angst ist eine emotionale Reaktion, die Unwohlsein in interpersonellen Beziehungen auslöst. In sozialen Stresssituationen ist die soziale Angst eine ziemlich komplexe Begleitemotion. Sie steht im direkten Zusammenhang mit der öffentlichen

---

[53] Vgl. Sörensen, Einführung, 1994, S. 65.
[54] Vgl. Sörensen, Einführung, 1994, S. 66.

Selbstaufmerksamkeit. Daraus folgt, dass eine Beobachtung oder auch eine Nichtbeobachtung soziale Angst hervorrufen kann. In Situationen, in denen sozial ängstliche Personen, Bewertungen oder einer erhöhten Beobachtung ausgesetzt sind, tritt die öffentliche Selbstaufmerksamkeit besonders in den Vordergrund. Die soziale Angst ist zusätzlich ein erworbenes Persönlichkeitsmerkmal und an eine hohe öffentliche Selbstaufmerksamkeit gekoppelt. Es kann aber auch eine erhöhte soziale Selbstaufmerksamkeit auftreten als Folge einer sozialen Angst.

Die Personen, die unter einer sozialen Angst *leiden,* erleben die Situationen der sie ausgesetzt sind als selbstwertbedrohlich und sie schätzen sich meist als sozial inkompetent ein.

Im Folgenden wird die soziale Angst in vier Ausdruckformen aufgespalten; die Verlegenheit, das Schamgefühl, die Publikumsangst und die Schüchternheit.[55]

Diese Ausdrucksformen können in einer physiotherapeutischen Behandlung eine wichtige Rolle spielen und werden deswegen genauer betrachtet.

1. Verlegenheit

Die Verlegenheit beschreibt einen Gemütszustand, der mit Befangenheit und Unsicherheit einhergeht und durch bestimmte Situationen wie **fehlende Handlungskompetenz** (z.B. ungeschicktes oder fehlerhaftes Verhalten), **soziale Hervorgehobenheit, Eingriff in die Privatsphäre** oder einem **übertriebenen Lob** ausgelöst wird. Die Verlegenheit äußert sich dann meist mit Erröten, einem verlegenen Lächeln, dem Abbruch des Blickkontaktes mit dem Gesprächspartner oder dem Bedecken des Gesichts.

Anlässe für Verlegenheit im Kontext mit der **fehlenden Handlungskompetenz** drücken sich z.B. durch unangemessene Kleidung bei einer Veranstaltung, durch ungeschicktes oder durch fehlerhaftes Verhalten aus.[56]

Die **soziale Hervorgehobenheit** beschreibt eine Situation in der eine Person mehr Aufmerksamkeit und Interesse bekommt, als sie es vielleicht wünscht und es normalerweise wäre. „Betritt man zum Beispiel einen Fahrstuhl, indem sich sonst nur Angehörige des anderen Geschlechts befinden, so ist man sozial hervorgehoben und kann schon dadurch in den Zustand der Verlegenheit geraten. Auch wenn man gehänselt oder ausgelacht wird, ist eine solche Hervorhebung deutlich gegeben."[57]

---

[55] Vgl. Sörensen, Einführung, 1994, S. 66f.
[56] Vgl. Schwarzer, Stress, Angst und Hilflosigkeit, 1987, S. 128.
[57] Schwarzer, Stress, Angst und Hilflosigkeit, 1987, S. 128.

Die **Verletzung der Privatsphäre** kann durch berühren, zeigen oder mitteilen von Elementen aus ihr ausgelöst werden. „Bestimmte Körperteile sollen in unserer Kultur für fremde Personen unsichtbar und unberührbar sein. Verdauungsgeräusche zum Beispiel sollen ungehört bleiben. Persönliche Gefühle teilt man nicht mit anderen Personen. Passiert es einem trotzdem, dass man unbekleidet dasteht, dass in einer Konferenz der Magen laut knurrt oder dass man bei einer privaten Gefühlsregung ertappt wird, dann wird man verlegen."[58]

Ein weiterer Punkt, bei dem Verlegenheit auftreten kann, ist das **übertriebene Lob**. Dabei handelt es sich um eine Diskrepanz zwischen dem Lob und dem eigenen Selbstbild.[59] „Muss man eine Lobrede über seine eigene Fähigkeit oder Anständigkeit über sich ergehen lassen, kann eine unangenehme Situation entstehen, weil es gerade zum Charakter solcher Reden gehört, die positiven Seiten der Persönlichkeit hervorzukehren und lieber etwas mehr als zu wenig Lob zu verteilen."[60] Durch diese Situation erlebt der Betroffene eine Diskrepanz zwischen dem ausgesprochenen, vielleicht übertriebenen Lob und dem eigenen, vielleicht nicht so gesehenen Selbstbild. Es ist in diesem Fall nicht die soziale Hervorgehobenheit die ihn verlegen macht sondern die positive Diskrepanz, die Auslöser für die Verlegenheit ist.[61] „Die Erklärung dafür könnte in der öffentlichen Preisgabe von geheimen Wünschen liegen, so zu sein, wie der Redner es übertrieben darstellt (Buss 1980, 140). Das übertriebene Lob führt uns in Versuchung, daran zu glauben, dass wir es wirklich verdient hätten. Dabei handelt es sich um einen privaten Gedanken, der gegen das Gebot der Bescheidenheit in unserer Kultur verstößt. Fühlt man sich bei einer Unbescheidenheit ertappt, wird man verlegen. Nur auf diesem Weg scheint erklärbar zu sein, dass man sich bei positiver Diskrepanz paradoxerweise gleichzeitig unwohl fühlt und eine Aufwertung der Selbstakzeptierung findet."[62]

Die Verlegenheit wird in der Gesellschaft durch die Kopplung mit sozialer Hervorgehobenheit erlernt. „Ein Kind, dem z.B. ein Missgeschick passiert, wird in den Mittelpunkt öffentlicher Aufmerksamkeit gestellt, erfährt damit soziale Hervorgehobenheit und fühlt sich verlegen. Es entwickelt so allmählich als kognitive Bedingung von Verlegenheit die Erwartung, Gegenstand öffentlicher Aufmerksamkeit zu sein."[63]

---

[58] Schwarzer, Stress, Angst und Hilflosigkeit, 1987, S. 128.
[59] Vgl. Sörensen, Einführung, 1994, S. 67.
[60] Schwarzer, Stress, Angst und Hilflosigkeit, 1987, S. 128.
[61] Vgl. Schwarzer, Stress, Angst und Hilflosigkeit, 1987, S. 128.
[62] Schwarzer, Stress, Angst und Hilflosigkeit, 1987, S. 128.
[63] Sörensen, Einführung, 1994, S. 68.

Die vorhergehenden Punkte weisen darauf hin, dass personenspezifische Bedingungen wie hohe öffentliche Selbstaufmerksamkeit, fehlende soziale Handlungskompetenz, die Intimität der Privatsphäre und eine geringe Bereitschaft der Selbstenthüllung die Auftretenswahrscheinlichkeit der Verlegenheit erhöhen könnten.[64]

In der Physiotherapie können auch Momente der Verlegenheit für den Patienten auftreten, z.B. durch den auslösenden Faktor der sozialen Hervorgehobenheit; alle anderen personenspezifischen Bedingungen können evtl. aus dem Aspekt der sozialen Hervorgehobenheit resultieren. Der Patient bekommt zum Zeitpunkt der Behandlung vom Therapeuten viel Aufmerksamkeit, weil es nur um ihn und seine Probleme geht. Möglicherweise ist der Patient so eine Situation mit viel Aufmerksamkeit nicht gewohnt und reagiert deswegen verlegen, vielleicht durch ein verlegenes Lächeln und/oder einem kichern; aus der Reaktion würde sich eine fehlende Handlungskompetenz zeigen. Natürlich findet zugleich vom Therapeuten ein Eingreifen in die Privatsphäre statt was automatisch auch zu einer Verlegenheit führen könnte. Der Patient muss sich entkleiden und der Therapeut dringt durch die *Berührungen – Therapiemaßnahmen* in die intime Zone des Patienten ein. Somit wird der eigene Raum *verletzt* und diese Situation ist dem Patienten zugleich fremd dadurch kann eine Situation der Verlegenheit entstehen, bis die Situation nicht mehr fremd und ungewohnt ist und sich Vertrauen zum Therapeuten aufgebaut hat. Dann ist sozusagen die Angst, die sich in diesem Fall als Verlegenheit ausdrückt, überwunden und der Patient zeigt keine typischen Reaktionen der Verlegenheit mehr.

Die vorangegangene Beschreibung der Verlegenheit in Bezug auf die Physiotherapie wird bei Frau X auch zutreffen. Dadurch stellt es für den Therapeuten eine große Herausforderung dar mit dieser Situation umzugehen und das Vertrauen der Patientin zu erlangen. Wenn allerdings das Vertrauen geschaffen wurde und Frau X sich nicht mehr sozial hervorgehoben fühlt, kann die Verlegenheit schwinden.

2. Schamgefühl

Es besteht eine Signifikanz zwischen Schamgefühl und Verlegenheit deshalb lässt sich das Gefühl der Scham nicht immer eindeutig von der Verlegenheit abgrenzen. Der folgende Abschnitt soll deshalb der weiteren Differenzierung zwischen Verlegenheit und Schamgefühl dienen.

---

[64] Vgl. Sörensen, Einführung, 1994, S. 67f.

<table>
<tr><td>

Verlegenheit:
- Gefühl hält nur kurz an
- relativ unbedeutend
- frei von Moral

</td><td>

Schamgefühl:
- Gefühl hält länger an
- bedeutender
- moralisch

</td></tr>
</table>

Die Reaktionen der Scham sind gleich der Verlegenheit, allerdings findet keine Errötung, kein verlegenes kichern und/oder bedecken des Gesichts statt und wenn doch liegen beide Gefühle vor.

Wie SCHWARZER (1987) ausführt, liegen die Ursachen für Scham vor, wenn eine Person sich über ihr Fehlverhalten, ihrer Minderleistung, unmoralischen Verhalten oder ihrer Nichterfüllung von sozialen Erwartungen bewusst ist. Die Konsequenz daraus ist, dass sie Selbstverachtung und Selbstenttäuschung empfindet. Hat man sich z.B. in einer Wettbewerbssituation (Schule oder Sport) vorgenommen eine bestimmte Leistung zu erbringen und dieses dann nicht schafft, kann diese Situation ein Schamgefühl auslösen; dies erfolgt meistens in einem sozialen Kontext. Das Schamgefühl wird häufiger oder stärker, wenn man wegen seiner schlechteren Leistung andere Personen enttäuscht, wenn z.B. der Sportverein durch eine schlechte Einzelleistung ein negatives Gesamtergebnis erzielt hat, obwohl er eine bessere Leistung des Einzelnen erwartet hätte.[65]

„Überdauernde Bedingungen, die die Auslösung von Scham begünstigen können, sind die Neigung zu öffentlicher Selbstaufmerksamkeit sowie körperliche, familiäre oder durch eigenes öffentlich gewordenes Fehlverhalten verursachte Stigmen."[66] Ein Stigma kann z.B. in der Familie vorliegen wenn der Vater ein bekannter Krimineller ist und die Mutter Alkoholikerin.

Das Schamgefühl steht mit einem innerlichen Charakteristikum in Verbindung, d.h. der sich schämende Mensch schiebt sich selbst die Ursache seines Verhaltens zu und nicht anderen Personen oder sonstigen äußeren Umständen. Scham ist immer abhängig von einem öffentlich gewordenen Fehlverhalten und äußeren anstatt inneren Normvorstellungen.

Der Verlust an Selbstwertschätzung ist die wesentliche Konsequenz daraus.[67]

---

[65] Vgl. Schwarzer, Stress, Angst und Hilflosigkeit, 1987, S. 130ff.
[66] Sörensen, Einführung, 1994, S. 68.
[67] Vgl. Schwarzer, Stress, Angst und Hilflosigkeit, 1987, S. 130ff.

„Die Person verachtet sich selbst, wird schüchtern, meidet die Zeugen des Vorfalls und bemüht sich, jede weitere Enthüllung zu verhindern, die den Zustand verschlimmern würde."[68] Allerdings kann das Schamgefühl auch positive und motivierende Folgen haben. Wenn z.B. jemand einen Misserfolg durch mangelhafte Anstrengung hatte ist dies eine gute Voraussetzung für eine Änderung seines Verhaltens. Um das Gefühl der Scham zu überwinden bedarf es öffentlichem Handeln, indem die Person sich vor anderen als moralisch und kompetent beweist.

Ein Kind kann ein Schamgefühl wahrscheinlich erst ab dem fünften Lebensjahr entwickeln wenn es schon in der kognitiven Entwicklung weitestgehend vorangeschritten ist und diese eine öffentliche Selbstaufmerksamkeit ermöglicht. Das Schamgefühl wird dann in der Gesellschaft erlernt. Am Anfang wird das Kind von den Eltern bedingungslos geliebt ohne irgendeine *gute Leistung* erbracht zu haben; es wird geliebt weil es da ist. Umso älter ein Kind wird, ist die elterliche Zuneigung von dem Handeln des Kindes abhängig. Eltern setzten Ziele und Regeln an denen sich das Kind orientiert. Wenn es diese nicht erreicht oder einhält, so wird ihm vorrübergehend die *Liebe* entzogen. Dadurch erfährt das Kind Verachtung und lernt, in diesen Situationen die Selbstachtung geringer zu halten. Eine zu intensive Konfrontation mit normalen Sozialisationspraktiken kann ein übertriebenes schon annähernd krankhaftes Schamgefühl auslösen.[69]

Ein Patient in der Physiotherapie kann ein Schamgefühl *zeigen* wenn z.B. die Entkleidung vor einer fremden Person nicht seinen moralischen Vorstellungen entspricht und sich für seinen entblößten Körper schämt da er vielleicht eine geringe Selbstwertschätzung vorweist und er vielleicht von Zuhause gelernt hat, dass es sich nicht *gehört*, sich vor fremden Menschen auszuziehen und seinen nackten und entblößten Körper zu zeigen. Zusätzlich weiß die Person nicht, was der Physiotherapeut evtl. von ihm denken könnte. Der Patient ist sich somit völlig im Klaren, dass er durch sein familiäres Stigma, was ihm in seiner Kindheit so vermittelt wurde, unmoralisch handelt und sich somit zu schämen hat. Dieses Schamgefühl kann mit der Verlegenheit in Verbindung stehen, wenn die Person zusätzlich errötet und/oder verlegen kichert. Der Moment der Verlegenheit wird vermutlich nicht lange anhalten da es ein kurzfristiges Gefühl ist und nichts mit dem moralischen Hintergrund zu tun hat. Es ist davon auszugehen, dass das Gefühl der Scham bei dem Patienten länger anhalten wird, bis zu dem Zeitpunkt, an dem der Patient, Vertrauen zum Therapeuten aufgebaut hat und ihm die Situation, entblößt vor dem fremden Physiotherapeuten zu stehen, nicht mehr

---

[68] Schwarzer, Stress, Angst und Hilflosigkeit, 1987, S. 131.
[69] Vgl. Schwarzer, Stress, Angst und Hilflosigkeit, 1987, S. 130ff.

unangenehm und fremd ist. Da er merkt, dass es keine *schlimme* und unmoralische Situation ist, sondern zum Ablauf einer Behandlung gehört und es völlig *normal* ist sich zu entkleiden. Wenn dem Patienten diese Situation vertraut ist und er sich gegenüber dem Therapeuten nicht mehr fremd fühlt, hat er sozusagen die Angst, die sich als Schamgefühl ausdrückt, überwunden und der Patient verspürt keine Scham mehr.

Die vorangegangene Beschreibung des Schamgefühls in Bezug auf die Therapie und dem Patienten, wird bei Frau X auch zutreffen. Durch ihre moralischen, ethischen und religiösen Einstellungen wird es vermutlich zu einem ausgeprägten Schamgefühl kommen. Durch ihre Erziehung und den *religiösen Vorschriften* hat sie gelernt, sich nicht vor fremden Menschen und erst recht nicht vor fremden oder anderen Männern, als ihrem eigenen, zu entkleiden, ihr Kopftuch abzulegen oder sich anfassen zu lassen. Wenn sie so eine Situation *zulässt,* sucht sie die Ursache ihres Fehlverhaltens in sich selbst und verspürt Selbstverachtung und –enttäuschung. Die Konsequenz daraus wird ein Verlust an Selbstwertschätzung sein. Deshalb muss der Therapeut Frau X genauestens über den Vorgang und die Notwendigkeit der Therapie aufklären damit sie das Gefühl der Scham ablegen kann. Es wäre zusätzlich sinnvoll, dass die Patientin von einer Physiotherapeutin behandelt wird um ihr in ihren moralischen, ethischen und religiösen Einstellungen entgegen zu kommen und damit sie überhaupt eine Therapie zulässt.

3. Publikumsangst

„Der Begriff Publikumsangst bezeichnet die Angst einer Person vor der Hervorgehobenheit in einem sozialen Kontext, in dem sie selbst und/oder ihr Handeln einer öffentlichen Bewertung unterzogen wird, und in der sie sich einer möglichen sozialen Zurückweisung aussetzt."[70] Die Angst vor dem Publikum ist weit verbreitet und die meisten Menschen erleben diese ab und zu; sie wird als äußerst unangenehm empfunden. Die Publikumsangst kann z.B. bei einer Ansprache vor Gästen, bei einem Referat, dem Aufsagen eines Gedichtes oder dem Vorrechnen einer Aufgabe an der Tafel, aber auch bei tänzerischen, musischen oder sportlichen Vorführungen sowie Arbeitsproben vor den Augen von Mitarbeitern und/oder Vorgesetzten auftreten.
Die Publikumsangst ist durch Blässe, eine unsichere Stimme, verkrampfte Körperhaltung, Aktivität des Sympathikus und unorganisiertes Verhalten gekennzeichnet.

---

[70] Sörensen, Einführung, 1994, S. 69.

Die möglichen Ursachen der Publikumsangst könnten die soziale Hervorgehobenheit, die neuartige Situation, das Verhalten und die Struktur des Publikums sein. Die Tatsache allein, dass man alle Blicke auf sich richtet, versetzt die Person in den Zustand der öffentlichen Selbstaufmerksamkeit. Der Gedanke vor dem Auftritt kann schon zu einer sozialen Angst führen, in diesem Fall ist diese Situation unter dem Begriff *Lampenfieber* bekannt. Dabei spielt es eine wesentliche Rolle, ob die Person es gewohnt ist vor einem Publikum ausgesetzt zu sein oder ob sie solch soziale Situationen nur aus der Perspektive des Zuschauers kennt; die Struktur des Publikums ist dabei ausschlaggebend. Z. B. hat ein Lehrer vor seiner Klasse keine Publikumsangst, aber soll er vor den Eltern oder einem fremden Publikum eine Rede, halten kann es sein, dass er alle Symptome der Publikumsangst vorweist.

Die Publikumsangst in Redesituationen wird im Verlauf des Vortrags immer weniger. Vor dem Auftritt liegen vor allem eine Besorgtheit über das Gelingen der geplanten Handlung und ein Zustand der öffentlichen Selbstaufmerksamkeit vor. Desweitern ist diese Situation meistens von Selbstzweifeln begleitet. Zu Beginn (die ersten beiden Minuten) des Auftrittes herrscht eine erhöhte öffentliche Selbstaufmerksamkeit, geprägt durch eine angespannte und erwartungsvolle Atmosphäre. Nach dieser kurzen Zeit richtet sich der Redner allmählich der Sache zu und konzentriert sich nur noch auf das eigentliche Thema. Umso öfter eine Person solchen Situationen ausgesetzt ist, desto leichter fällt ihm die Situation vor einem Publikum aufzutreten und zu reden; dies betrifft vor allem die ersten beiden Minuten der Rede. Der Abbau der Bewertungsangst erweist sich am schwierigsten; diese tritt in der Vorphase auf. Die meisten Menschen werden sich weiterhin Gedanken machen, wie gut sie in der Öffentlichkeit agieren und werden bei dem Gedanken des Misserfolgs ängstlich erregt sein. Nur sehr wenigen Personen gelingt es, diese Angst in der Vorphase abzulegen und mit Zuversicht und Gelassenheit in Redesituationen aufzutreten.[71]

In der Physiotherapie kann der Patient auch eine abgewandelte Form der Publikumsangst gegenüber dem Therapeuten vorweisen. Er muss zwar nicht vor einem großen Publikum eine Rede halten oder vor seinen Kollegen und/oder Vorgesetzten eine Arbeitsprobe bestehen aber er muss seine Situation, seine Probleme dem Therapeuten schildern und somit eine *kleine Rede* vor ihm halten, warum und weshalb er zur Physiotherapie gekommen ist und die Hilfe des Therapeuten benötigt. Diese Situation kann bei dem Patienten eine Publikumsangst auslösen; vor allem, weil er sich in eine

---

[71] Vgl. Schwarzer, Stress, Angst und Hilflosigkeit, 1987, S. 132ff.

fremde Situation und in die Obhut eines fremden Menschen begibt. Wenn dem Patienten die Situation und der Therapeut ihm vertraut ist, kann er wahrscheinlich diese Art der Angst ablegen; vermutlich auch die Angst in der Vorphase, da es sich hier nicht um ein großes unbekanntes bzw. bekanntes Publikum handelt sondern um eine Person, in diesem Fall der Therapeut, und nur um eine einmalige *kleine Rede* wenn der Patient sein Problem in der ersten Behandlung schildert.

Frau X aus dem Fallbeispiel wird wahrscheinlich auch eine Abwandlung der Publikumsangst vorweisen. Sie wird durch ihr sprachliches Defizit besorgt sein, ob sie denn der Therapeut versteht und ob sie ihm ihre Probleme verständlich schildern kann. Daraus können wiederum Selbstzweifel entstehen. Der Zustand der öffentlichen Selbstaufmerksamkeit wird in ihr diese Art der Angst zusätzlich auslösen. Deswegen ist es sehr wichtig, dass der Therapeut ihr geduldig gegenübertritt, viel Empathie zeigt und ihr beim Formulieren ihres Hauptproblems hilft.

4. Schüchternheit

Schüchternheit ist eine andere Form der sozialen Angst, die eine Beeinträchtigung des Sozialverhaltens zeigt und ein Zustand der öffentlichen Selbstaufmerksamkeit ist (Zimbardo 1977, 22).[72]

- „Schüchternheit macht es schwierig, neue Kontakte zu knüpfen und soziale Erfahrungen zu genießen.
- Sie hindert daran, eine Überzeugung auszusprechen und die eigenen Interessen durchzusetzen.
- Sie macht uns nur begrenzt aufnahmefähig gegenüber dem Lob von anderen.
- Sie begünstigt Selbstaufmerksamkeit und eine ständige Voreingenommenheit mit der eigenen Person.
- Sie beeinträchtigt die Kommunikation und führt zur Desorganisation des Verhaltens.
- Sie wird begleitet von Angst, Depression und Einsamkeit.“[73]

Ein schüchterner Mensch meidet den Blickkontakt zu einer anderen Person, hält körperlichen Abstand um aus der *Schusslinie* zu sein, spricht leise, wenig und macht lange Pausen und er verhält sich zurückhaltend und ernst. Diese Merkmale haben zugleich höfliche Menschen, sie respektieren ihre Mitmenschen, achten feinfühlig auf

---

[72] Vgl. Schwarzer, Stress, Angst und Hilflosigkeit, 1987, S. 135ff.
[73] Schwarzer, Stress, Angst und Hilflosigkeit, 1987, S. 135.

soziale Hinweise, fühlen sich in die Rolle des Gesprächspartners hinein. Bei schüchternen Personen ist es allerdings keine Frage der Form sondern sie können nicht anders reagieren und agieren. Sie sind ängstlich erregt und zweifeln grundsätzlich an ihrer sozialen Kompetenz und hegen Selbstzweifel. Sie nimmt eine Gefährdung der eigenen Person in einer sozialen Situation gedanklich vorweg und bangt eine Selbstwertbedrohung.

Die Ursachen für die Schüchternheit liegen in der Fremdartigkeit der sozialen Situation und der eigenen Hervorgehobenheit.[74] „Wenn man die Schule oder den Arbeitsplatz wechselt, Fremden begegnet oder als Lehrer zum ersten Mal vor einer Schulklasse steht, tendiert man zu Schüchternheit, auch wenn man sich selbst vielleicht einredet, es handle sich um „vornehme Zurückhaltung".[75] Verstärkende Faktoren sind, wenn z.B. die Personengruppe sehr formell oder angesehen ist oder wenn man nur mit Angehörigen des anderen Geschlechts zu tun hat. Auch die Verhaltensweise der anderen einem gegenüber spielt eine Rolle; erhält man z.B. zu viel oder zu wenig soziale Aufmerksamkeit oder dringen die Interaktionspartner zu weit in die Privatsphäre, kann ein schüchternes Verhalten auftreten und die Person versucht die Situation zu verlassen oder sie mit geringster Aufmerksamkeit zu überstehen.[76]

In der physiotherapeutischen Behandlung spielt die Schüchternheit des Patienten auch eine wichtige Rolle. Sie kann z.B. eine Behandlung erschweren weil der Patient durch seine *vornehme* Zurückhaltung dem Therapeuten nicht alle wichtigen Punkte in der Befunderhebung sagt. Dadurch kann es sein, dass der Therapeut auf einige Dinge, die vielleicht wichtig für die folgende Behandlung wären, nicht eingehen kann. Ein weiterer Punkt, an dem Schüchternheit auftreten könnte, ist, wenn der Patient vom Therapeuten viel soziale Aufmerksamkeit bekommt und in die Privatsphäre des Patienten eintritt. Deshalb ist es besonders wichtig den Patienten vor der Behandlung über das bevorstehende Vorgehen aufzuklären, damit evtl. diese Form der Angst nicht bzw. in abgeschwächter Form auftritt.

Frau X aus dem in Kapitel 1 beschrieben Fallbeispiel ist von sich aus eine relativ ängstliche und schüchterne Person. Durch die fremde Situation und das fremde Personal wird sie vermutlich sehr ängstlich erregt sein und an ihrer sozialen Kompetenz zweifeln, was wiederum auf die sprachliche Diskrepanz und ihren moralischen und ethischen Wertvorstellungen zurückzuführen ist. Durch ihre Unwissenheit in Bezug

---

[74] Vgl. Schwarzer, Stress, Angst und Hilflosigkeit, 1987, S. 135ff.
[75] Schwarzer, Stress, Angst und Hilflosigkeit, 1987, S. 136.
[76] Vgl. Schwarzer, Stress, Angst und Hilflosigkeit, 1987, S. 135ff.

auf die Physiotherapie bangt sie eine Selbstwertbedrohung. Darum ist es auch hier wieder von großer Bedeutung, auf den Patienten einfühlsam und aufklärend zuzugehen.

Alle erwähnten Arten der Angst bedingen sich meist gegenseitig und spielen in der physiotherapeutischen Behandlung für den Therapeuten eine erhebliche Rolle. Vor allem treten Verlegenheit, Schamgefühl und Schüchternheit wahrscheinlich am häufigsten bei den Patienten auf.

Wenn sich ein Therapeut dessen bewusst ist, dass Patienten durch das Gefühl der Fremdheit mit den verschiedenen Arten der Angst reagieren könnten, wird er sich vermutlich besser auf den Patienten einlassen können und ihm somit schneller oder besser ein Gefühl der Sicherheit vermitteln.

In Kapitel 8 *Therapeutisches Eingehen* wird auf diese Thematik genauer eingegangen.

4.7 Angstbewältigung

„Angstbewältigung umfasst jene kognitiven oder verhaltensmäßigen Maßnahmen, die darauf ausgerichtet sind, die Bedrohungsquelle zu kontrollieren und den durch diese Quelle ausgelösten emotionalen Zustand mit seinen verschiedenen (somatischen und kognitiven) Komponenten zu regulieren."[77]

Von dieser allgemeinen Definition ausgehend, wird im Folgenden versucht, einen Überblick über eine mögliche Strategie der Angstbewältigung zu geben; Coping als Bewältigungsstrategie wird genauer betrachtet.

4.7.1 Coping als Bewältigungsstrategie

Der englische Begriff *Coping* bedeutet im deutschen *bewältigen oder meistern* und bezieht sich auf kognitive Prozesse zur Bewältigung von Situationen, die als bedrohlich eingeschätzt werden. Durch Copingstrategien wird versucht einen als unangenehm empfundenen Angstzustand, den eine Person durch frühere Erfahrungen mit Angst in Verbindung gebracht hat, abzubauen. Der Angstzustand bzw. die Gefahr

---

[77] Krohne, Angst und Angstbewältigung, 1996, S. 80.

kann durch verschiedene Copingstrategien beseitigt werden oder die angstauslösende Situation wird durch kognitive Umstrukturierung nicht mehr als bedrohlich angesehen und bewertet.

Lazarus setzte sich schon 1966 mit kognitiven Bewältigungsstrategien auseinander.[78] Er unterscheidet drei Copingstrategien; wobei grundsätzlich eine Kombination dieser Strategien anzustreben ist.

1. **Problemorientiertes Coping** (sog. *problem-focused coping*) ist eine Strategie zur Problembewältigung durch Informationssuche, Handlungen oder Handlungsunterlassung auf der Ebene der Situation bzw. des Reizes. Es bezieht sich hauptsächlich auf gegebene Stresssituationen die wiederum die Ursache dafür darstellen.[79] Das problemorientierte Coping ist darauf ausgerichtet, stresserzeugende Ereignisse in irgendeiner Art zu beeinflussen.[80]

2. **Emotionsorientiertes Coping** (sog. *intrapsychisches* Coping, *emotion-focused coping*) ist eine Strategie zum Abbau der ausgelösten emotionalen Erregung.[81] Es soll dazu dienen, mit den ausgelösten Emotionen die in einer Stress- bzw. Gefahrensituation auftreten können, umzugehen.[82]
LAZARUS (1999) beschreibt das emotionsorientierte Coping folgendermaßen: „The *emotion-focused* function is aimed at regulating the emotions tied to the stress situation – for example, by avoiding thinking about the treat or reappraising it – without changing the realities of the stressful situation."[83]

3. **Bewertungsorientiertes Coping** (sog. *reappraisal* = Neubewertung; *appraisel-focused coping*) ist eine Neubewertung der stressauslösenden Situation, mit dem Ziel, diese eher als Herausforderung (nicht primär als Belastung) anzusehen und die Stringenz einzelner Bewältigungsmaßnahmen einschätzen zu können. Durch diese positive Neubewertung werden Ressourcen frei, die eine angemessene Bewertung ermöglichen.[84]

---

[78] Vgl. Sörensen, Einführung, 1994, S.96.
[79] Vgl. Lazarus, Stress and Emotion, 1999, S. 101ff.
[80] Vgl. Lohaus, Stressbewältigung für Kinder und Jugendliche, 2007, S. 54.
[81] Vgl. Lazarus, Stress and Emotion, 1999, S. 101ff.
[82] Vgl. Lohaus, Stressbewältigung für Kinder und Jugendliche, 2007, S. 54.
[83] Lazarus, Stress and Emotion, 1999, S. 114.
[84] Vgl. Lazarus, Stress and Emotion, 1999, S. 101ff.

Coping unterscheidet sich unteranderem laut Sörensen (1994) in **aktuelles Coping-Verhalten** und **Coping-Disposition**.

Aktuelles Coping-Verhalten beginnt mit einer *Aufmerksamkeitsfokussierung* auf die bedrohliche Situation und einer *Bewusstseinseinengung*; dies ist eine kognitive und verhaltensmäßige Reaktion auf die gegebene Belastungssituation (vgl. JABOBS, 1987). Menschen die eine Angstneigung haben, verfügen meistens nicht über wirksame Copingstrategien in Stresssituationen; sie denken vertieft über ihre negative Situation nach (vgl. HOUSTON 1977). Dieses Copingverhalten geschieht aus kognitionstheoretischer Sicht, als eine direkte Handlung, wie Flucht, Angriff oder durch einen intrapsychischen Prozess, wie eine Aufmerksamkeitsveränderung oder einer Neubewertung der angstinduzierten Situation.[85]

Coping-Disposition geschieht aus unflexiblen Bewältigungsstrategien. Diese Menschen können ihre Reaktionen auf Bedrohungssituationen nicht immer situativ korrekt anpassen.[86]

„Bewältigungsstile lassen sich definieren als eher habituelle Charakteristika einer Person, in Abgrenzung zu *Bewältigungsstrategien*, womit aktuelle, situationsbezogene Techniken des Umgangs mit stresshaften Situationen gemeint sind. (HÖFER, WALLBOTT & SCHERER 1985, 94)."[87]

Coping als Bewältigungsstrategie ist eine Möglichkeit, mit dem Thema Fremdheit in Verbindung mit Angst umzugehen.

Fremdheit kann, wie sich in der vorliegenden Arbeit feststellen lässt, ein großer angstauslösender Faktor sein. Die Angst hat grundsätzlich, wie in Kapitel 4 ausführlich beschrieben, verschiedene Ausdrucksformen und kann durch unterschiedliche Copingstrategien bewältigt werden.

Ein Patient hat verschiedene Möglichkeiten, eine oder mehrere Copingstrategien anzuwenden, um mit der Angst, die durch das Gefühl der Fremdheit ausgelöst wird, umzugehen. Dies kann sich von Patient zu Patient immer unterschiedlich ausdrücken. Deshalb sollten die Physiotherapeuten die verschiedenen Bewältigungsstrategien kennen und sie in der Berufsfachschule oder an der Fachhochschule gelernt haben. Wenn dieser Sachverhalt dem Therapeuten vertraut ist, kann er mit diesen Strategien besser umgehen und den Patienten eine weitere Copingstrategie zur Bewältigung der

---

[85] Vgl. Sörensen, Einführung, 1994, S.97.
[86] Vgl. Sörensen, Einführung, 1994, S.101.
[87] Sörensen, Einführung, 1994, S.101.

Angst *anbieten*. Der Patient hat dadurch die Möglichkeit mit Hilfe des Therapeuten seine Angst durch z.B. reappraisel zu bewältigen und sie als eine neue Herausforderung bzw. als Nichtbelastung anzusehen.

Frau X aus dem Fallbeispiel wendet höchstwahrscheinlich die emotionsorientierte Copingstrategie an. Sie versucht dadurch ihre ausgelösten emotionalen Erregungen abzubauen. Der Therapeut sollte erkennen, dass Frau X diese Bewältigungsstrategie anwendet. Er wird vermutlich zuerst das problemorientierte Coping anwenden und versuchen ihr durch Informationen und verschiedenen Handlungen (auf der Ebene der Situation) die Angst zu nehmen bzw. ihr damit helfen, sie zu bewältigen. Die Patientin wird durch ihre Emotionalität wahrscheinlich nicht in der Lage sein, diese Strategie anzunehmen. Patientin und Therapeut sollten daher eine gemeinsame Bewältigungsstrategie anwenden; z.B. die Neubewertung (*reappraisel*) bzw. das bewertungsorientierte Coping. Dadurch werden neue Ressourcen frei, die wiederum eine angemessene Bewertung der angstauslösenden Situation ermöglicht. Frau X kann vielleicht durch diese Copingstrategie ihre Angst bewältigen und die Situation im Krankenhaus als mögliche *Herausforderung* und als eine *Nichtbelastung* beurteilen. Durch die Neubewertung der Situation ist es ihr evtl. möglich die Therapie als etwas Positives und Wirksames zu sehen, wovor sie keine Angst haben muss. Zu beachten und respektieren sind trotz alle dem ihre ethischen, moralischen und religiösen Einstellung bzw. Vorstellungen.

5   Beschreibung der Physiotherapie

Die Physiotherapie bildet sich aus den Wörtern physio (Natur, natürliche Beschaffenheit, Leben)[88] und Therapie (Heilbehandlung; eig. das Dienen; Dienst, zu: therapeúein = dienen)[89] und wurde in Deutschland bis ca. 1994 als Krankengymnastik bezeichnet. Sie ist eine spezielle Form des Trainings um die Funktions- und Bewegungsfähigkeit des menschlichen Körpers wiederherzustellen, zu verbessern oder zu erhalten. Die äußerlichen Anwendungen aus dem Heilmittelkatalog werden von Physiotherapeuten durchgeführt, die durch ihre Berufsurkunde dazu berechtigt sind.
Der Beruf des Physiotherapeuten ist in Deutschland kein eigenständiger Heilberuf; er gehört zu den Gesundheitsfachberufen, deshalb wird die medizinische Notwendigkeit

---

[88] Vgl. http://www.duden.de/rechtschreibung/physio_.
[89] Vgl. http://www.duden.de/rechtschreibung/Therapie.

alleine durch Ärzte festgestellt und auf Rezept verordnet und kann nicht durch einen *first contact* mit dem Physiotherapeuten stattfinden; die präventiven Maßnahmen gehören nicht zum Heilmittelkatalog und werden gesondert betrachtet.

Das Ziel der Physiotherapie ist es, bei der Behandlung auf die Beschwerden und den damit verbunden Funktions-, Bewegungs- und Aktivitätseinschränkungen des Patienten einzugehen, die durch eine genaue physiotherapeutische Befundung festgestellt werden können.

Die Befundung findet grundsätzlich in der ersten Behandlung statt und basiert auf der diagnostischen Kompetenz des Physiotherapeuten; sie beinhaltet clinical reasoning, pädagogisches Vorgehen und manuelle Techniken (z.B. zur Überprüfung der Gelenkbeweglichkeit). Das empathische Auftreten des Therapeuten spielt zusätzlich eine sehr wichtige Rolle.

Die physiotherapeutische Behandlung kann additional durch physikalische Reize, wie z.B. Wärme, Kälte und/oder elektrotherapeutischen Maßnahmen unterstützt werden. Des Weiteren soll die Physiotherapie auch die Eigenaktivität, wie z.B. koordinierte Bewegungen und eine bewusste Körperwahrnehmung des Patienten, fördern. Die Behandlung wird auf die anatomischen, physiologischen, motivationalen und kognitiven Umstände des Patienten angepasst. Darüber hinaus zielt die Behandlung auf natürliche und physiologische Reaktionen des Organismus, z.B. motorisches Lernen, Muskelaufbau und Stoffwechselanregung ab, auf einen eigenverantwortlichen Umgang mit dem eigenen Körper und ein verbessertes Verständnis der Funktionsweise des Körpers, z.B. Dysfunktionen und Ressourcen die der Organismus vorweist.

Das Hauptziel der physiotherapeutischen Behandlung ist die Wiederherstellung, Erhaltung und Förderung der eigenen Gesundheit und die damit verbundene Schmerzreduktion und möglicherweise die Schmerzfreiheit.

Seit Mitte der 1990er Jahre findet allmählich ein Paradigmenwechsel in der Physiotherapie statt, es wird nicht nur die Krankheit mit ihrer Funktionsstörung gesehen, sondern eine ganzheitliche Sichtweise des Patienten steht im Vordergrund.[90]

Die WHO (World Health Organisation) definiert Gesundheit folgendermaßen: "Gesundheit ist ein Zustand völligen psychischen, physischen und sozialen Wohlbefindens und nicht nur das Freisein von Krankheit und Gebrechen. Sich des bestmöglichen Gesundheitszustandes zu erfreuen ist ein Grundrecht jedes Menschen, ohne Unterschied der Rasse, der Religion, der politischen Überzeugung, der wirtschaftlichen oder sozialen Stellung."[91]

---

[90] Vgl. Rütt, Geschichte der Orthopädie, 1993, S. 87ff.
[91] http://flexikon.doccheck.com/de/Gesundheit

Dennoch lassen die vorliegenden Desiderate den Schluss zu, dass sich Fremdheit im Rahmen der Patienten-Therapeuten-Beziehung, ob im Krankenhaus oder der physiotherapeutischen Praxis und ggf. dem Team der Therapeuten, verorten lässt.

Der zu behandelnde Arzt, der die Physiotherapie verordnet, informiert den Patienten meist nicht ausreichend über die physiotherapeutischen Maßnahmen sondern nur, dass er in eine physiotherapeutische Praxis wegen seinem Problem gehen soll oder im Krankenhaus der Physiotherapeut zu ihm kommt. Aus diesem Grund weiß der Patient nicht genau was auf ihn in der Behandlung zukommen wird. Diese Situation kann in Kontiguität mit der Fremdheit bei dem Patienten Angst auslösen. Deswegen ist es besonders wichtig, dass der Therapeut den Patienten mit einer empathischen Vorgehensweise vor bzw. in der ersten Behandlung über das therapeutische Vorgehen aufklärt und über die möglichen Therapiemaßnahmen informiert, um somit dem Patienten die Befürchtungen vor der Behandlung zunehmen.

6 Zur Interdependenz von Angst und Fremdheit

Es kann davon ausgegangen werden, dass die Fremdheit mit dem Gefühl der Angst in enger Verbindung steht. Die beiden Faktoren bedingen sich gegenseitig und sind voneinander abhängig. Das Gefühl der Fremdheit und die Angst können eine physiotherapeutische Behandlung aufgrund der gegebenen Interdependenz wesentlich beeinflussen.

Im Fall der Frau X kann eine Interdependenz von Fremdheit und Angst festgestellt werden, da sich die verschiedenen Aspekte der Fremdheit wiederspiegeln. Sie verspürt durch die gegebenen Umstände im Krankenhaus eine soziale Hervorgehobenheit und damit verbunden eine erhöhte öffentliche Selbstaufmerksamkeit (vgl. Kap. 4.6.1). Frau X macht sich grundsätzliche Gedanken darüber, was andere Personen über sie denken könnten und welchen Eindruck sie auf ihr soziales Umfeld macht. Sie ist aufgeregt (vgl. Kap. 4.6.2), besorgt (vgl. Kap. 4.6.3) und verspürt immerwährend Existenzängste (vgl. Kap. 4.6.4) welche eine situative Deprivation begünstigen werden. Die sozialen Ängste (vgl. Kap. 4.6.5), v.a. Verlegenheit, Schamgefühl und Schüchternheit kommen bei dieser Patientin hinzu. Ein weiterer Einflussfaktor der Angstentstehung, ist das Gefühl der Fremdheit, dass vermutlich durch die kulturellen, ethischen und religiösen Vorstellungen vermehrt auftritt, dazu gehören die Verständnis- und Kommunikationsprobleme, da sich die Patientin in der *language indepen-dence* ausdrückt, dies stellt eine zusätzliche Problematik dar. Durch eine *enge* oder *vertraute* Patient-Therapeut-Beziehung kann mit verschiedenen Vorgehensweisen, wie z.B. die Angstbewältigung durch Copingstrategien (vgl. Kap. 4.7 und 4.7.1) und dem empathischen Eingehen des Therapeuten auf die Patientin (vgl. Kap. 9 und 9.1) eingegangen werden und ihr die Angst und das Fremdheitsgefühl zu nehmen oder ihr dabei zu helfen es *abzubauen*. Anhand des beschriebenen Fallbeispiels mit der Verbindung von Angst und Fremdheit kann eine Interdependenz festgestellt werden.

7   Beeinflussende und angstauslösende Fremdheitsfaktoren

Wie die bisherigen Ergebnisse zeigen, sind die beeinflussenden und angstauslösen-den Fremdheitsfaktoren, vor allem von den drei nachstehenden Aspekten der Fremd-heit (vgl. Kap. 3.2) abhängig.

1. Ort (was außerhalb des eigenen Bereichs vorkommt)
2. Besitz (was einem anderen gehört)
3. Art (was von fremder Art ist und als fremdartig gilt).

Diese Faktoren zeichnen das Fremde gegenüber dem Eigenen aus und können un-abhängig voneinander variieren und einzeln auftreten.

Der Verlust an Selbstbestimmung und der damit verbundenen situativen Deprivation (vgl. Kap. 1.1) sind zusätzlich beeinflussende und angstauslösende Fremdheitsfakto-ren die eine physiotherapeutische Behandlung manipulieren können. Durch die An-eignung des Fremden (vgl. Kap.3.5), der Anwendung von Angstbewältigungsstrate-gien (vgl. Kap. 4.7 und 4.7.1) und dem therapeutischen Eingehen (vgl. Kap. 9) kann mit diesen komplexen Phänomenen von seitens des Therapeuten und Patienten ver-einfachter umgegangen werden.

Frau X aus dem einleitenden Fallbeispiel wird durch genau diese Fremdheitsfaktoren determiniert. Mit dem Eintritt in das Krankenhaus betritt sie einen fremden Ort, der sich durch Funktionalität, sachliche Nüchternheit, abgegrenzt gekleidetes Personal und mangelnde Häuslichkeit präsentiert. Zeitgleich muss die Patientin den Verlust an Selbstbestimmung hinnehmen, sich einschränken und in formierte Verfahren einlas-sen, dass ihre Persönlichkeitsrechte zwar nicht einschränkt, de facto jedoch situativ depriviert. Dies können die ausschlaggebenden Punkte für ihr Gefühl der Fremdheit und der damit verbunden Angst sein. Durch die Aneignung (vgl. Kap. 3.5) kann sich Frau X mit der Zeit *nicht mehr so fremd fühlen* und damit ihre Angst überwinden.

8 Therapeutisches Eingehen

In der Therapie soll auf dieses komplexe Phänomen durch den Therapeuten einge-gangen werden. Eine Möglichkeit für den Physiotherapeuten ist es durch Empathie die Gefühlslage des Patienten zu erkennen und dann mit verschiedenen Maßnahmen adäquat zu reagieren.

Im folgenden Abschnitt wird auf das therapeutische Eingehen und Handeln durch Empathie etwas genauer eingegangen.

8.1 Empathie – Angst erkennen und damit umgehen

Empathie ist die Fähigkeit, wahrzunehmen, was in einem anderen Menschen vorgeht. Sie lässt sich in **kognitive** und **emotionale Empathie** aufteilen:

- **Kognitive Empathie:** wahrnehmen und verstehen, was in dem Anderen vor-geht, jedoch wird keine emotionale Reaktion gezeigt, dazu gehören auch un-bewusste und intuitive Bestandteile wenn sie rational bleiben
- **Emotionale Empathie:** annehmen der Gefühle des Anderen und sie zum Ausdruck bringen, Synonyme sind Mitleid, Mitgefühl oder Partizipation an der Freude des Anderen[92]

Empathie ist vermutlich einer der wichtigsten Punkte, wenn nicht sogar der wichtigste Punkt in der Physiotherapie. Weist der Therapeut kein Einfühlungsvermögen gegen-über dem Patienten auf, wird es dem Therapeuten schwerer fallen auf den Patienten mit seinen Problemen und Befürchtungen einzugehen; was im Normalfall für eine er-folgreiche Therapie von Bedeutung ist.

Allerdings ist es in einer physiotherapeutischen Behandlung besser, wenn der Thera-peut eine kognitive und keine emotionale Empathie gegenüber dem Patienten zeigt; somit wahrt er einen gewissen *Abstand* zum Patienten und kann dem Problem und den vorherrschenden Emotionen, rationaler gegenüber treten.

---

[92] Vgl. http://www.empathie-lernen.de/empathie-definition.

Kognitive Empathie ist also der Schlüssel dafür, die Angst des Patienten zu erkennen, um dann mit ihr durch beispielsweise der Anwendung von bestimmten Copingstrategien (siehe Kap. 4.7.1) umzugehen. Dadurch kann auch die Aneignung der Fremdheit vom Therapeuten unterstützt werden. Alleine schon aus diesem Grund des Verständnisses und der genauen Aufklärung über den Ablauf der Therapie kann dem Patienten dabei geholfen werden sich in der physiotherapeutischen Behandlung wohler zu fühlen und ein Vertrauen in die Therapie und zum Therapeuten zu bekommen.

Wie der Eingangsfall illustriert, ergibt sich die Adaption des Krankenhauses an die damit verbundene Fremdheitserfahrung, durch subjektive Assimilation. Die damit verbundene Konstruktion bedarf keiner Appelle oder kognitiven Hinführung bzw. der de facto Aussage *das ist ebenso*. Es genügt vollkommen, Frau X die notwendige physiotherapeutische Sensitivität entgegen zu bringen, welche im Rahmen der vorliegenden Arbeit als Empathie erläutert wurde.

9   Fazit

In der vorliegenden explorativen Arbeit wurden deskriptive-analytische Betrachtungen der Phänomene Fremdheit und Angst vorgenommen. Im Ergebnis wurde der Bedeutungsgehalt beider Phänomene untersucht, differenziert und kategorisiert bzw. deren Interdependenz zu physiotherapeutischen Profession aufgezeigt. Es konnte nachgewiesen werden, welche Wechselwirkung zu den organisatorischen Rahmenbedingungen, zur physiotherapeutischen Behandlung selbst bestehen; und welche Strategien dem Physiotherapeuten zur Verfügung stehen, mit diesen komplexen Phänomenen umzugehen. Aufgrund des explorativen Charakters ist die vorliegende Arbeit zunächst literaturbasiert. Die gegebenen Ergebnisse lassen die Notwendigkeit einer weiteren Vertiefung und Evaluierung der analysierten Sachverhalte klar erkennen. Die weiterführende wissenschaftliche Auseinandersetzung sollte im Rahmen der qualitativen Sozialforschung erfolgen.
Folgend werden die einzelnen Ergebnisse nochmals expliziert.

Wenn ein Patient in den formalen Prozess einer physiotherapeutischen Beziehung eingetreten ist, gibt es Ursachen und Folgen für das Gefühl der Fremdheit.
Dies zeigen die verschiedenen Desiderate der Fremdheit.

Fremdheit ist ein altbekanntes Thema und wird schon in der frühen Geschichte auf unterschiedliche Art und Weise betrachtet. Wissenschaftliche Teilbereiche der Philosophie, Psychologie und Medizin (v.a. Psychiatrie) setzen sich mit dieser Thematik vermehrt auseinander. Es wurde festgestellt, dass Fremdheit schon mit den Unterschieden in der Sprache beginnt. Diese Unterschiede beschreiben die beeinflussenden und angstauslösenden Fremdheitsfaktoren, die das Fremde gegenüber dem Eigenen auszeichnen. Desweitern begegnet uns Fremdheit nicht nur in Anderen oder einem fremden Umfeld, sondern auch in einem Selbst. Die Fremdheit wirkt beunruhigend auf den Menschen. Sie wird durch die Erkennung und Aneignung bewältigt, da bei diesem Prozess das Fremde verstanden und verarbeitet wird. In der Psychiatrie wurde das Phänomen des Fremden als Patient genauer betrachtet. Es wurde vor allem festgestellt, dass die Hauptprobleme in dem Krankheitsverständnis (durch unterschiedliche Kulturkreise) und der Kommunikation zwischen Patient und Therapeut (unterschiedliche Sprachen: z.B. deutsch-arabisch) liegen.

Das komplexe Phänomen der Fremdheit kann mit dem Beruf des Physiotherapeuten in Verbindung gebracht werden, was unter anderem ein Ergebnis der vorliegenden Arbeit ist.

Dies kann anhand des eingangs beschrieben Fallbeispiels festgestellt werden.

Frau X fühlt sich in der neuen und fremden Umgebung, dem Krankenhaus, fremd. Sie verspürt eine intrakulturelle Fremdheit da sie einer andern Kultur angehört als dem überwiegenden Personal im Krankenhaus. Die Patientin als Fremde drückt sich in der language independence aus und kann deshalb ihre Grundbedürfnisse und Bedenken nicht ausreichend kommunizieren. Was Verständnis- und Kommunikationsprobleme nach sich zieht. Durch den Prozess der Aneignung kann das Fremde ihr vertraut werden, vor allem kann sie sich durch diesen Mechanismus jedwede fremde Situation aneignen und sich somit mit dieser vertrauter machen, bezogen auf die Patient-Therapeut-Beziehung und dem fremden Ort.

Diese Ergebnisse zeigen, dass die Fremdheit einen beeinflussenden Charakter in Bezug auf die Physiotherapie hat und durch Aneignung mit ihr umgegangen werden kann.

Die Ursachen und Formen der Angst tangieren die physiotherapeutische Behandlung. Dies zeigen die verschiedenen Beispiele des Phänomens der Angst.

Die Angst gehört seit dem Beginn der Menschheit zum Leben. Sie begleitet den Menschen in jeglichen Lebenssituation. Die Teilbereiche wie Religion, Wissenschaft (v.a. Psychologie) und Philosophie versuchen durch verschiedene Strategien sie zu erkennen und sie letztlich zu bewältigen. Die Angst hat unterschiedliche Funktionen und wird in Teilbereiche Angst, Furcht und Stress unterteilt (vgl. Kap. 4.4). Zusätzlich existieren verschiedene Angstarten (nach SCHWARZER) die in Kapitel 4.5 ausführlich beschrieben wurden. Hauptsächlich spielen in der Physiotherapie die sozialen Ängste (v.a. Schamgefühl und Verlegenheit; vgl. Kap. 4.6.5) eine wichtige Rolle. Sie können auschlaggebend für eine erfolgreiche oder weniger erfolgreiche Behandlung sein. Um die Angst zu bewältigen, können der Therapeut und der Patient verschiedene Strategien anwenden; Coping als Bewältigungsstrategie hat sich bewährt.

Das Phänomen der Angst kann mit der Physiotherapie in einen gemeinsamen Kontext gebracht werden; was sich in der vorliegenden Arbeit in Verbindung mit dem Fallbeispiel bestätigt.

Die Patientin Frau X verspürt durch ihr *Nichtwissen,* was in der physiotherapeutischen Behandlung und im Krankenhaus auf sie zukommen wird, vermehrt Angst. Sie ist schüchtern, verlegen und verspürt ein Schamgefühl (soziale Ängste; vgl. Kap. 4.6.5) dies wird hautsächlich durch ihre kulturellen, ethischen und religiösen Einstellung bzw. Vorstellungen hervorgerufen. Durch das empathische Eingehen auf die Patientin und das geschickte Anwenden der verschiedenen Copingstrategien besitzt der Therapeuten die Möglichkeit sie bei der Bewältigung der Angst zu unterstützen.

Diese Resümees zeigen, dass die Angst eine physiotherapeutische Behandlung eminent beeinflussen kann aber es Möglichkeiten gibt, sie zu verorten und mit ihr umzugehen.

Die beiden Phänomene Angst und Fremdheit, zeigen eine Interdependenz auf und nehmen Einfluss auf die Patienten-Therapeuten-Beziehung. Dies beginnt mit den Fremdheitsaspekten in der Physiotherapie und geht weiter über die beeinflussenden und angstauslösenden Fremdheitsfaktoren die in einer physiotherapeutischen Behandlung auftreten können. Durch das empathische Eingehen des Therapeuten auf den Patienten kann auf diese Thematik ein positiver Einfluss genommen werden.

Die komplexen Phänomene Fremdheit und Angst sollten aus den genannten Gründen, im Fachunterricht für Physiotherapieschüler oder Physiotherapiestudenten besprochen und gelehrt werden. Da, wie sich in der gesamten Bachelorarbeit feststellen lässt, diese Begebenheiten einen beindruckenden Einfluss auf die physiotherapeutische Behandlung und auf die Patient-Therapeut-Beziehung hat.

Literaturverzeichnis

Becker, Janine (CAT von Angst, 2004):
Computergestütztes Adaptives Testen (CAT) von Angst entwickelt auf der Grundlage der Item Response Theorie (IRT), Diss. Berlin 2004.

Carstens, Olaf/Bibliographisches Institut GmbH (Duden, 2013):
Duden, 2013, http://www.duden.de/, 20.Mai2015, 18:15.

Düllings, Carola (Empathie-Definition, 2013):
Empathie-Definition – was bedeutet Empathie eigentlich genau?, 2013, http://www.empathie-lernen.de/empathie-definition, 23.Juni 2015, 14:10.

Geenen, Elke M. (Soziologie des Fremden, 2002):
Soziologie des Fremden, Ein gesellschaftstheoretischer Entwurf, Springer Fachmedien Wiesbaden, Wiesbaden 2002.

Graf von Westphalen, Georg (Gesundheit, 2015):
Gesundheit, http://flexikon.doccheck.com/de/Gesundheit, 20.Juni 2015, 15:35.

Gruen, Arno (Der Fremde in uns, 2002):
Der Fremde in uns, 5. Aufl., Klett-Cotta, Stuttgart 2002.

Haasen, Christian, Yagdiran, Oktay (Beurteilung psychischer Störungen, 2000):
Beurteilung psychischer Störungen in einer multikulturellen Gesellschaft, Lambertus-Verlag, Freiburg im Breisgau 2000.

Knapp, Guntram (Angst und Depression, 2000):
Angst und Depression, Grundformen und Pathologie, Verlag Wissenschaft und Praxis, Sternfels 2000.

Krohne, Heinz Walter (Angst und Angstbewältigung, 1996):
Angst und Angstbewältigung, Kohlhammer, Stuttgart 1996.

Krohne, Heinz Walter (Psychologie der Angst, 2010):

        Psychologie der Angst, Ein Lehrbuch, Kohlhammer, Stuttgart 2010.

Langmeier, Josef, Matejcek, Zdenek (Psychische Deprivation im Kindesalter, 1977):

        Psychische Deprivation im Kindesalter, Kinder ohne Liebe, Urban & Schwarzenberg, München – Wien – Baltimore 1977.

Lazarus, Richard S. (Stress and Emotion, 1999):

        Stress and Emotion, A New Synthesis, Springer, New York 1999.

Lazarus-Mainka, Gerda, Siebeneick, Stefanie (Angst und Ängstlichkeit, 2000):

        Angst und Ängstlichkeit, Hogrefe-Verlag, Göttingen 2000.

Lohaus, Arnold, Domsch, Holger, Fridrici, Mirko (Stressbewältigung für Kinder und Jugendliche, 2007):

        Stressbewältigung für Kinder und Jugendliche, Positiv mit Stress umgehen lernen, Konkrete Tipp und Übungen, Hilfen für Eltern und Lehrer, Springer Medizin Verlag, Heidelberg 2007.

Menche, Nicole, Klare, Tilmann (Innere Medizin, 2005):

        Innere Medizin, Basislehrbuch, Gesundheit und Krankheit, Elsevier GmbH, Urban & Fischer Verlag, München 2005.

Neuhaus, Helmut (Angst, 2008):

        Angst, Atzelsberger Gespräche 2007, Universitätsbund Erlangen-Nürnberg e.V., Erlangen 2008.

Riemann, Fritz (Grundformen der Angst, 2009):

        Grundformen der Angst, 39. Aufl., Ernst Reinhardt, GmbH & Co KG, Verlag, München 2009.

Rütt, August (Geschichte der Orthopädie, 1993):

        Geschichte der Orthopädie im deutschen Sprachraum, Thieme, Stuttgart 1993.

Schwarzer, Ralf (Stress, Angst und Hilflosigkeit, 1987):

Stress, Angst und Hilflosigkeit, Die Bedeutung von Kognition und Emotion bei der Regulation von Belastungssituationen, 2. Aufl., Kohlhammer, Stuttgart 1987.

Sörensen, Maren (Einführung, 1994):

Einführung in die Angstpsychologie, Ein Überblick für Psychologen, Pädagogen, Soziologen und Mediziner, 3. Aufl., Deutscher Studien Verlag, Weinheim 1994.

Waldenfels, Bernhard (Grundmotive, 2012):

Grundmotive einer Phänomenologie des Fremden, 4. Aufl., Suhrkamp Taschenbuch Wissenschaft, Frankfurt am Main 2012.

Waldenfels, Bernhard (Topographie, 2013):

Topographie des Fremden, Studien zur Phänomenologie des Fremden 1, 6. Aufl., Suhrkamp Taschenbuch Wissenschaft, Frankfurt am Main 2013.

Waldenfels, Bernhard (Topographie,2008):

Topographie des Fremden, Studien zur Phänomenologie des Fremden 2, erweiterte Ausgabe, Suhrkamp Taschenbuch Wissenschaft, Frankfurt am Main 2008.

Waldenfels, Bernhard (Topographie, 1999):

Topographie des Fremden, Studien zur Phänomenologie des Fremden 3, Suhrkamp Taschenbuch Wissenschaft, Frankfurt am Main 1999.

Wawrinowski, Uwe (Grundkurs Psychologie, 1994):

Grundkurs Psychologie, Eine Einführung für Berufe im Gesundheitswesen, 2. Aufl., Verlag H. Stam GmbH, Köln 1994.

Wesemann, Silke (Hospitalismus, 2014):

Hospitalismus – wenn das Krankenhaus krank macht, 2014, http://www.onmeda.de/pflege/hospitalismus.html, 19.Juni2015, 11:06.